KB076205

렌즈삽입술로 시력 리셋

렌즈삽입술로 시력 리셋

렌즈삽입술을 고민하는 당신을 위한 친절한 안내서

지 은 이 류익희
펴 낸 날 1판 1쇄 2022년 4월 5일

대표이사 양경철
편집주간 박재영
편   집 배혜주
디 자 인 박은정

발 행 처 ㈜청년의사
발 행 인 이왕준
출판신고 제313-2003-305(1999년 9월 13일)
주   소 (04074) 서울시 마포구 독막로 76-1(상수동, 한주빌딩 4층)
전   화 02-3141-9326
팩   스 02-703-3916
전자우편 books@docdocdoc.co.kr
홈페이지 www.docbooks.co.kr

ISBN 978-89-91232-72-3 (13510)

책값은 뒤표지에 있습니다.
잘못 만들어진 책은 서점에서 바꿔드립니다.

렌즈삽입술을 고민하는 당신을 위한 친절한 안내서

렌즈삽입술로
시력 ——— 리셋

류익희 지음

청년의사

차례

안경이 불편해서, 렌즈를 더는 사용할 수 없어서 라식(또는 라섹)을 하려고 안과를 찾았다가 '라식을 할 수 없는 눈이에요. 안내렌즈삽입술을 하셔야 합니다'라는 권유를 받게 되면 환자들의 반응은 두 가지로 나뉩니다. 첫 번째는 낯선 수술명에 관심을 보이며 알려는 의지를 드러내는 경우로 의사로서 상당히 반갑고 바람직하다고 느껴지는 유형입니다. '다른 데서는 라식을 해 주지 않을까?' 하며 다른 병원을 찾아가는 분들도 적지 않습니다. 현실적인 유형으로, 저는 이 역시 바람직하다고 생각합니다. 자신의 눈에 대해 정확하게 알고 적합한 수술법을 결정하는 과정이 될 수 있기 때문입니다.

다행히도 대부분은 안내렌즈삽입술을 하기로 결정하고 다시 우리 병원으로 돌아오곤 합니다. 그런데 안타깝게도 다른 수술을 했다가 눈 상태가 악화되는 경우도 있습니다. 시력교정 전문의로서 반복해서 경험하는 일 중 하나입니다. 겪을수록 적응되기는커녕 안타까움이 커지는 일입니다. 낯선 수술에 대한 두려움과 부족한 정보 때문일 것입니다. 안내렌즈삽입술 경험자가 라식이나 라섹 경험자보다 현저히 적은데다, 눈 안에 무언가를 넣는다는 두려움이 상호작용하면서 거부감을 키웠을 것입니다.

경험자가 알려 주기 어렵다면 안내렌즈삽입술에 대해서 가장 잘 알고 있는 의사가 이야기해 주어야겠다고 생각했습니다. 진료실에서 상담을 충분히 해 보면 많은 분들이 이 수술이 어떤 것인지, 왜 이 방법을 권하는지 잘 이해하고는 다음 단계로 향합니다. 바로 수술을 결정하기도 하고, 조금 더 생각해 보거나 알아본 후에 최종 결정을 하는 분들도 있습니다. 이 과정에서 또 하나 안타까운 것은 "그거 하면 잘 보여요?" 외에 질문이 이어지지 않는다는 것입니다. 진료실에서 티키타카를 바라는 것은 아니지만 의료진이 일방적으로 설명하는 것도 그리 좋은 모습은 아닙니다. 안내렌즈삽입술에 대한 이야기를 써야겠다고 결심한 두 번째 이유입니다. 시력교정술 중에서도 대상자가 적은 수술인 만큼 이 책에 관심을 보이는 분도 적을 것으로 예상되었지만, 정확하고 전문적인 정보를 정리해서 들려주는 누군가가 있으면 낯선 수술에 당황하는 분들이 조금이라도 줄어들지 않을까 하는 기대를 담아봅니다.

본격적인 이야기에 앞서 간략하게 설명하자면, 안내렌즈삽입술은 말 그대로 눈 안에 특수한 렌즈를 넣어 근시와 난시를 교정하는 수술입니다. 라식과 라섹으로 통칭되는 일반적인 시력교정수술은 레이저로 각막을 깎아내는 수술입니다. 각막에 물리적인 손상을 주는 것이 불가피합니다. 보통은 문제없이 시력을 교정할 수 있지만, 시력이 나쁠수록 각막을 많이 깎아내게 되는 레이저 시력교정수술의 특성이 각막교정량이 많을 수밖에 없는 고도근시에게는 상당한 부담으로 작용합니다. 또한 수술 후 각막확장증이나 심한 안구건조증과 같은 질환이 예상되거나, 아벨리노 각막이영양증 등의 유전 질환이 있거나 예견되는 경우에도 각막수술을 할 수 없습니다. 이때 안내렌즈삽입술을 권하게 됩니다.

때로는 안내렌즈삽입술에 대해 이런 질문을 받기도 합니다.

"일반적인 수술을 할 수 없는 사람들이 하는 수술이라면 안내렌즈삽입술은 시력교정수술의 끝판왕인가요?"

아니요. 그렇지 않습니다. 단호하게 말하는데 "이것이 가장 좋은 치료법입니다"라고 말할 수 있는 방법은 없습니다. 비단 시력교정뿐 아니라 안과를 넘어 의료계 전체를 보아도 그렇습니다. 저마다 눈의 형태와 기능, 생활습관이 다르기에 모든 치료 계획은 환자 개인에 맞춰 개별적으로 세워야 합니다.

이런 질문을 받기도 합니다.

"보다 안전하고 가역적인 수술이라면, 레이저 시력교정수술을 받을 수 있어도 안내렌즈삽입술을 선택하는 것이 더 안전하겠네요?"

선택은 환자의 몫이지만, 레이저 시력교정술과 렌즈삽입술의 장단점을 충분히 이해한 뒤 내리는 결정이라면 충분히 고려할 만한 선택이라고 생각합니다.

안내렌즈삽입술은 안정성에도 불구하고 거부감이 적잖은 수술입니다. 앞서 언급했듯 레이저 시력교정수술에 비해 경험자가 현저히 적은 탓에 수술법 자체가 널리 알려지지 않아 낯설고 두렵게 느끼는 환자가 여전히 많습니다. 검색을 해도 생생한 후기를 찾는 것이 그리 쉽지 않습니다. 현실에서는 안내렌즈삽입술 대상자가 증가하는 추세인데 말이지요. 우리 병원 통계만 보아도 2019년에는 6%에 불과하던 대상자가 2020년에는 9%로 상승했으며, 2021년에는 상반기에만 14%까지 증가했습니다. 그리고 이런 상승세는 계속될 것이라 확신합니다. 전 세계적으로 고도근시 비중이 증가하고 있기 때문입니다. 달갑지 않은 이야기입니다만, 지금처럼 고도근시 인구가 증가한다면 언젠가는 레이저 시력교정수술을 받는 환자보다 안내렌즈삽입술을 받는 환자의 수가 더 많아질지도 모르겠습니다.

이 책에는 안내렌즈삽입술의 모든 것을 담았습니다. 첫 장에서는 안내렌즈삽입술을 권할 때 진료실에서 자주 듣는 질문들과 왜 이 수술을 권하는지에 대해 간략하게 설명했습니다. 안내렌즈삽입술을 권유 받고 이 책을 읽는 독자라면 공감할 수 있는 이야기일 것입니다.

두 번째 장에는 안내렌즈삽입술에 대한 구체적인 정보를 담았습니다. 안내렌즈삽입술은 어떤 수술인지, 다른 시력교정수술과는 어떻게 다른지, 장점은 무엇이고 누구에게 권하는지, 정말 안전한지를 가능한 상세히 서술했습니다. 여기에서부터는 꽤나 상세하고 다소 전문적이어서 "의대생이 봐야 하는 거 아닌가요?" 하실 수도 있겠지만, 안내렌즈삽입술에 대해 제대로 알고자 하는 분들께 유용한 정보가 되리라 자부합니다.

3장에서는 안내렌즈삽입술의 실제 과정을 다뤘습니다. 여러 안내렌즈의 장단점을 살피며, 최근 우리 병원에서 주로 사용하는 안내렌즈는 무엇이고 왜 그런 선택을 했는지 상세히 설명했습니다. 또한 수술을 앞두고 들 수 있는 두려움과 궁금증을 경험자의 목소리로 들려드리고자 환자들의 경험담도 정리해 두었습니다. 그리고 주치의로서 몇 번이고 강조하고 싶은 수술 후 관리에 대해서도 깊이 있는 정보를 담았습니다. 꾸준한 정기검진의 중요성과 이를 소홀히 했을 때 나타날 수 있는 합병증까지 현실적인 내용을 담았습니다.

4장에서는 왜 고도근시에 주목하는지 설명했습니다. 눈이 나쁜 사람은 어디서나 쉽게 만날 수 있고, 또 점점 많아지고 있습니다. 그 중 고도근시 환자에게 안내렌즈삽입술을 권하는 이유는 무엇인지, 고도근시의 의학적인 위험에 대해 살펴보았습니다. 이 부분 역시 꼼꼼히 읽어 보시면 좋겠습니다. 또한 상식이라 하기에는 너무나 헷갈리는 근시와 난시, 원시와 노안 등 나쁜 눈의 실체에 대해서도 이 장에서 살펴보려 합니다.

마지막 장에서는 안내렌즈삽입술의 미래에 대한 이야기를 조심스럽게 담았습니다. 본문에서 자세히 설명하겠지만, 안내렌즈삽입술의 핵심은 렌즈입니다. 눈 안에 넣는 렌즈가 자신의 눈과 꼭 맞으려면 적절한 렌즈를 선택하는 것이 중요합니다. 이때 기준은 렌즈의 도수와 크기입니다. 그런데 크기를 정하는 것이 그리 쉽지만은 않은 일입니다. 여러 방법이 있음에도 불구하고 여전히 의사 개인의 경험과 감에 의존하는 면이 있습니다. 안내렌즈삽입술 경험이 적은 의사일수록 오차가 커질 수 있고, 이는 환자에게 부담이 될 것입니다. 이런 오차를 줄이기 위해 우리 병원에서는 렌즈 크기를 예측하는 의료 인공지능을 개발하고 있습니다. 그 기술이 어디까지 왔는지, 어떻게 활용할 수 있는지를 나누고 싶습니다.

다소 전문적인 이야기라 느끼실 수도 있습니다. 안내렌즈삽입술에 대해 낱낱이 알려면 레이저 시력교정수술 후 각막이 어떻게 달라지는지에 대해서도 알아야 하고, 이 수술과 관련된 다양한 연구 결과도 살펴보아야 합니다. 안과 관계자들이나 쓸 법한 단어나 연구 논문을 무시로 접하게 될 수도 있습니다. 누군가에게는 꽤 낯설고 어려운 이야기가 될 수도 있습니다. 하지만 걱정하지는 않습니다. 진료실에서 만난 환자들과의 대화를 떠올려 보면, 자신이 받으려는 시력교정술에 대한 그분들의 앎의 정도는 상당했습니다. 안내렌즈삽입술도 지금껏 접한 자료가 부족해서 그렇지, 차근차근 설명한 자료가 있다면 충분히 이해하시리라 기대합니다.

여기까지 읽고도 안내렌즈삽입술에 대한 궁금함이 남는다면 진료실에서 뵙기를 희망합니다. 궁금함의 이유는 본인 혹은 지인의 눈의 어떤 문제 때문일 가능성이 높으니, 궁금증을 부른 눈의 형태와 상태를 찬찬히 살피며 어떻게 해야 조금 더 밝은 세상을 보며 살 수 있는지에 대해 같이 이야기해 보아도 좋겠습니다. 그런 희망을 품고 안내렌즈삽입술의 모든 것을 풀어냈습니다.

부디 이 책을 읽은 후에는 낯선 치료법을 권유받더라도 의료진과 질문을 이어가며 필요한 설명을 받으실 수 있기를, 그래서 본인에게 꼭 맞는 최선의 치료법을 찾으시길 바랍니다.

추천사

학동기에 야외활동보다 실내생활을 많이 하는 우리나라에는 유달리 근시환자가 많습니다. 코로나시기에 자라는 지금의 어린이들에게 근시가 더욱 많아질 것은 당연합니다. 류익희 원장의 저서 〈렌즈삽입술로 시력 리셋〉은 근시 퇴치에 앞장서고자 하는 안과의사들과 환자들에게 훌륭한 지침서가 될 것입니다.

– 한승한 교수, 의학박사 (연세대학교 세브란스안과 병원장)

오랫동안 굴절수술환자를 대하고 수술하면서, 특히 '안내렌즈삽입술'이라는 다소 생소한 수술에 대해 느낀 저자의 경험을 일반인들이 이해하기 쉽게 저술한 책입니다. 또한 안내렌즈삽입술에 관한 구체적인 수술 정보와 수술 과정 그리고 안내삽입술의 미래와 의료 인공지능 개발까지 총망라하고 있습니다. 앞으로 고도근시로나 여러 가지 이유로 안내렌즈삽입술을 받아야 할 환자들에게 친근하고 자세한 훌륭한 지침서가 될 것입니다.

– 이재범 안과 전문의, 의학박사 (前 대한안과의사회 회장, 분당연세플러스안과 대표원장)

ICL or phakic lens implant is a wonderful, life-changing procedure. Dr IkHee Ryu is a wonderful, life-changing refractive surgeon. He is the epitome of the modern refractive surgeon, with a meticulous approach and deep knowledge of all the options. As a potential ICL patient, I can think of no one better to learn from than Dr Ryu. As a colleague, I can think of no one better to learn ICL from either.

ICL 혹은 안내렌즈삽입술은 인생을 바꿀 대단한 시술입니다. 류익희 원장은 당신의 인생을 바꿔 줄 훌륭한 시력교정 의사입니다. 그는 현대 시력교정 전문의의 완벽한 본보기로 모든 선택에 대한 깊은 지식과 다양한 시도를 경험한 훌륭한 의사입니다. 렌즈삽입술 대상자라면 류익희 원장 외 더 나은 전문가를 생각하기 어렵고, 업계의 동반자로 렌즈삽입술을 배운다면 그보다 더 나은 의사를 생각하기 어렵습니다.

-Arthur B. Cummings
(웰링턴 아이클리닉 안과 컨설턴트, 아일랜드)

We are fortunate to have this important book available to educate our patients about phakic IOLs, which are playing an increasingly important role in vision correction surgery. The author, Ik Hee Ryu, MD, is a leading expert in the field of refractive surgery and the CEO of B&VIIT Eye Center in Seoul, South Korea. His guidance is based on years of experience as a top surgeon and researcher, and this book brings his valuable expertise to the public. It is a must-read for anyone considering vision correction surgery!

시력교정분야에서 빠른 속도로 그 중요성이 강조되고 있는 안내렌즈삽입술에 관한 중요한 책이 출판되어 기쁩니다. 저자 류익희 원장은 비앤빛 강남밝은세상안과의 대표원장으로 시력교정 분야의 앞서가는 전문가입니다. 최고의 의사로, 그리고 연구자로 그의 오랜 경험이 본 책을 통해 중요한 전문가적 지식을 제공해 줄 것으로 생각됩니다. 시력교정수술을 고려하고 있다면 꼭 읽어 보실 것을 권합니다.

- Guy M. Kezirian, MD, MBA, FACS
(국제 굴절수술 및 시과학 대학 설립자, 미국)

임상의사에게는 많은 임상경험만큼 중요한 것이 없습니다. 류익희 원장님의 저서는 13년 동안 시행하였던 수많은 안내렌즈삽입술의 임상경험을 집대성하였을 뿐만 아니라, 데이터에 기반한 학문적 검증, 더 나아가 인공지능을 접목시켜 최적의 안내렌즈삽입술을 이루고자 하는 내용으로 그 깊이가 안과 전문의의 교육용으로도 사용될 수 있을 정도입니다. 동시에 안내렌즈삽입술에 관심 있는 일반인도 충분히 읽을 수 있을 만큼 이해하기 쉽게 집필되었습니다. 평소 진료와 수술로 바쁨에도 불구하고, 이런 좋은 책을 집필해 주신 류익희 원장님께 존경을 표하며, 한국인에게 최적화된 안내렌즈의 개발이 멀지 않았음을 이 책을 읽으면서 알게 되었습니다.

- 김민 교수, 의학박사 (연세대학교 강남세브란스병원 안과 과장)

류익희 원장은 우리나라 최고의 안과 전문의 중 한 명입니다. 특히 새로운 혁신과 기술에 관심을 가지고 그것을 다시 임상 현장에 적용하기 위해 끊임없이 노력합니다. 이 책은 대중들에게 생소할 안내렌즈삽입술이라는 새로운 혁신 시술법을 소개함과 동시에, 그 시술법을 어떻게 임상현장에 잘 활용할 수 있을 것인지에 대한 고민이 담겨 있습니다. 안내렌즈삽입술에 대한 정보를 얻기에도 좋은 책이지만, 글로벌 최고 수준의 전문가가 임상현장에서 더 좋은 시술을 위해 어떤 고민은 하고 있는지 생생하게 엿볼 수 있는 점도 매력적으로 다가옵니다.

- 김충현 수석연구위원 (미래에셋증권 리서치센터)

국내 굴절교정수술(Refractive Surgery)의 세계적 위상을 높인 의료 AI 플랫폼 'Loocus'와 그에 탑재된 다양한 안과 AI 프로그램을 개발한 류익희 원장님의 저서를 접하게 된 이 시대의 근시인들은 모두 감히 행운아라 말하고 싶습니다. 본 저서는 특히 레이저시력교정수술과 렌즈삽입수술간 선택을 고민 중이시거나 렌즈삽입수술을 앞두고 두려움이나 의문을 해소하고 싶으신 분들은 반드시 읽어 보셔야 하는 책으로, 어느 병원에서도 쉽게 제공받을 수 없는 전문적인 지식을 바탕으로 소중한 내 눈을 지키기 위한 결정을 하는 데에 큰 도움을 줄 것으로 확신합니다. 독자 여러분 모두 저처럼 비앤빛 강남밝은세상안과의 노하우와 ㈜비쥬웍스의 뛰어난 AI 기술을 통해 더 밝은 미래를 경험하시길 바랍니다.

- 이우진 변호사, 박사 (이우진 법률사무소 대표변호사)

우리 가족의 눈건강 주치의.
국내는 물론 세계적으로 독보적인 수술 케이스와 경험을 갖고 있는 월드 클래스 닥터.

환자와 진실되게 소통하는 류익희 원장의 신간을 여러분들께 강력 추천합니다.

– 민희준 성형외과 전문의 (라미체성형외과 대표원장)

제가 아는 류익희 원장은 사석에서도, 진료실에서도 상대방에 대한 배려가 넘치는 사람입니다. 글은 마음의 거울이라는 말이 있듯이, 그가 쓴 본인의 전문 분야인 안내렌즈삽입술에 대한 글은 역시나 독자가 렌즈삽입술에 대하여 최대한 많은 정보를 얻을 수 있도록 그리고 어려운 내용이지만 이해하기 쉽도록 기록되어 있습니다. 앞으로 이 책이 안내렌즈삽입술을 고민 중인 많은 분들께, 어두운 바다 한가운데서 길잡이가 되어 주는 등대와 같은 존재가 될 것이라 믿어 의심치 않습니다.

– 이혁상 치과의사 (이혁상W치과 원장, 서울대학교 치의학대학원 겸임교수)

류익희 원장님의 〈렌즈삽입술로 시력 리셋〉 출간을 진심으로 축하드립니다.
시력교정술이라 하면 흔히 라섹이나 라식을 떠올리게 됩니다. 최신 기법인 렌즈삽입술을 이용한 시력교정술에 대해서는 정확하고 자세한 설명을 찾기 어렵습니다.
렌즈삽입술에 대한 정보를 정확하고 자세히, 또한 이해하기 쉽게 설명하고 있는 이 책은 시력교정술을 고민하고 있는 많은 분들께 자신에 맞는 교정술을 결정하는데 큰 도움이 될 것이라 생각합니다.

– 이혁진 정형외과 전문의 (평촌서울나우병원 원장)

류익희 원장님의 도서 출간을 진심으로 축하드립니다
국내 안과학회에 한 획을 긋는 전문 도서의 출간은 환자를 비롯하여 일반인들에게도 많은 귀감이 될 수 있을 거라 생각합니다. 수술과 시술의 올바른 이해와 선택에 가이드라인을 제시해주는 〈렌즈삽입술로 시력 리셋〉은 렌즈삽입술에 대한 두려움과 궁금증, 오해와 진실을 일반인도 이해하기 쉽게 설명되어 올바른 치료 선택의 방향을 알려 주고 있습니다. 가장 귀한 신체인 눈. 정확한 정보와 이해로 나에게 맞는 올바른 치료법을 선택하는데 큰 도움이 될 중요한 도서입니다.

환자들의 건강과 행복을 위해 집필해 주신 의료진 분들께 다시 한번 고마운 마음을 전합니다.

– 주세홍 (서울메디칼 대표이사)

Dr IkHee Ryu s 'masterpiece is a must read for every patient willing to explore options for vision correction. His detailed and friendly descriptions of the phakic ICL surgery will create awareness and understanding on one of the most effective vision correction methods. Wish you a successful launch of this great initiative.

류익희 안과 전문의의 걸작인 이 책은 시력교정을 생각하는 모든 환자가 반드시 읽어야 할 책입니다. 그의 자세하고 친절한 설명은 가장 효과적인 시력교정술 중의 하나인 렌즈 삽입술에 대한 인식과 이해를 높일 것입니다. 위대한 계획의 성공적인 시작이 되길 바랍니다.

– Roger Zaldivar, MD, MBA

(전 시력교정협회RSA 회장 / 잘디바르 안과병원(과학연구소) 대표, 아르헨티나)

눈의 구조와 기능

우리가 사물을 보는 것은 물체 표면에서 반사되는 가시광선, 즉 빛을 보는 것입니다. 그러므로 시각정보는 곧 빛이라고 할 수 있습니다. 우리 눈은 이 빛을 받아들이고 굴절시켜 망막의 황반에 물체의 상을 맺히게 한 후, 이를 전기 신호로 바꾸어 뇌로 보내는 과정을 통해 시각정보를 인식합니다. 눈의 구조와 기능을 살펴봄으로써 이 과정을 조금 더 자세히 이해할 수 있습니다.

1. 눈의 구조

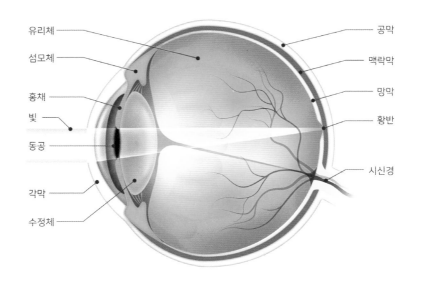

1. 각막(검은자위): 눈 앞쪽의 둥그스름하고 투명한 막으로, 눈 속이 어둡기 때문에 검게 보입니다. 빛이 가장 처음 닿는 부위이자 빛의 굴절을 가장 많이 일으키는 부분으로, 초점을 맞추는 역할을 합니다. *레이저시력교정술(라식, 라섹, 스마일 등)은 각막의 두께를 조절해 시력을 교정합니다.

2. 동공: 빛이 들어가는 곳으로 빛의 양에 따라 크기가 달라집니다. 밝은 곳에서는 작아지고, 어두운 곳에서는 커집니다.

3. 홍채: 동공 크기를 조절하는 근육이 있어 눈으로 들어가는 빛의 양을 조절하는 곳입니다. 홍채의 멜라닌색소 양에 따라 눈동자 색이 달라집니다.

4. 수정체: 말랑말랑하고 투명한 조직으로 사물의 거리에 따라 두꺼워지거나 얇아지면서 세밀하게 초점을 맞춥니다. *수정체가 혼탁해지는 백내장이 생기면 인공수정체로 교체하게 되는데, 이때 시력교정을 함께 하기도 합니다.

5. 섬모체(모양체): 수축과 이완 작용을 하며 수정체 두께를 조절합니다. 또한 각막과 수정체 사이를 흐르는 액체인 방수를 만듭니다.

6. 유리체: 눈 속을 채우는 투명한 물질로 눈의 둥그런 형태를 유지해 줍니다.

7. 망막: 눈 가장 안쪽에 있는 막으로, 수정체에서 굴절시킨 물체의 상이 이곳에 맺힙니다. 시력에서 가장 중요한 역할을 하는 부분으로 시각세포, 색소 세포 등 10개의 세포층으로 이루어져 있습니다.

8. 황반: 망막 가운데의 누르스름한 부위로 사물을 볼 때 초점을 맞춘 물체의 상이 이곳에 맺힙니다. 색을 구분하고 시력이 가장 뛰어난 부위로, 시력의 90%를 좌우합니다.

9. 맥락막: 망막과 공막 사이의 층으로 눈 속을 어둡게 만들어 빛이 흩어지는 것을 막고, 눈이 지치지 않도록 식혀주는 역할을 합니다.

11. 공막(흰자위): 눈의 가장 바깥층으로, 눈의 움직임을 담당합니다. 조직이 매우 치밀해 외부 충격으로부터 눈을 보호하는 역할을 합니다.

2. 각막의 구조

각막은 빛이 처음으로 굴절되는 곳이자, 레이저시력교정술에서 굴절을 조정하는 부분으로 5개의 층으로 나뉩니다.

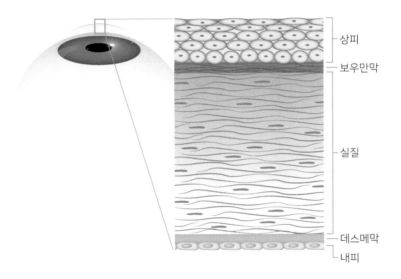

상피
보우만막
실질
데스메막
내피

1. **각막상피세포**: 전체 각막두께의 약 10%를 차지하며 여러 세포층으로 구성되어 있습니다. 두께는 약 50um 정도 됩니다.

2. **보우만막**: 두께는 약 10um, 각막실질과 비슷하지만, 손상되면 재생되지 않는 부분입니다.

3. **각막실질**: 각막두께의 약 90%를 차지하며, 크기와 방향이 일정한 콜라겐 섬유가 불규칙하게 배열되어 있습니다. 레이저시력교정술은 각막실질을 깎아 빛의 굴절을 교정합니다.

4. 데스메막: 위로는 각막실질, 아래로는 각막내피세포와 닿아 있는 바닥막으로 나이들수록 점점 두꺼워집니다.

5. 각막내피세포: 각막 뒷편의 단층 세포로, 각막 안에 있는 수분을 밖으로 내보내며 각막을 투명하게 만드는 역할을 합니다. 일정 면적당 2,000~3,000개를 정상 범위로 봅니다. 한번 손상되면 재생되지 않으며, 나이가 들수록 줄어듭니다. 각막내피세포의 수가 충분하지 않으면 각막이 붓게 되므로, 시력이 저하되고 시력교정수술이나 백내장수술을 하기 어렵습니다. 이런 경우는 각막이식술이 유일한 치료법입니다.

3. 눈의 기능

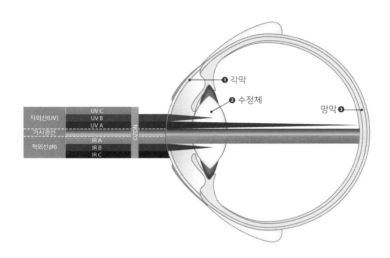

빛은 각막-수정체-망막을 통과합니다.

각막과 수정체가 물체의 표면에 닿은 빛을 굴절시켜 망막, 정확하게는 황반에 초점이 맺히도록 합니다. 이때 각막과 수정체 사이에 있는 홍채가 주변의 밝기에 따라 동공 크기를 조절하고, 섬모체가 사물의 거리에 따라 수정체의 두께를 조절해 정확하게 볼 수 있도록 기능합니다.

망막에 도달한 빛은 시각세포에 의해 전기 신호로 바뀌어 시신경을 타고 뇌의 뒤쪽 영역인 후두엽의 시각중추 대뇌피질로 전달됩니다. 빛이 각막과 수정체, 망막과 시신경을 거쳐 뇌로 전달되는 이 과정을 통해 우리가 바라본 사물을 인지하게 됩니다.

시력교정수술 공통 - 수술 가능

☐ 나이가 만 18세 이상이다

모든 시력교정수술은 시력이 안정되는 만 18세 이후에 가능합니다.

☐ 최근 1년간 시력이 일정하게 유지되고 있다

최근 1년간 시력의 변화 없이 일정하게 유지되어야 시력교정수술이 가능합니다.

☐ 자가면역질환이나 지병 등이 없다

자가면역질환은 면역계의 문제이므로 회복 능력에 영향을 미칠 수 있습니다. 또한 많은 경우 자가면역질환은 합병증으로 눈 속의 염증인 포도막염을 유도할 수 있기 때문에 수술 전 포도막염이 있지는 않은지 반드시 확인해야 합니다. 지병이 있는 경우도 수술로 인해 상태가 악화될 수 있습니다. 따라서 이런 경우는 정밀검사가 필수입니다. 특히 당뇨병이 있는 경우에는 혈당조절이 잘 되는 상태이며 당뇨망막병증 등의 합병증이 없어야만 수술을 고려할 수 있습니다.

☐ 현재 스테로이드제나 상처치유과정을 더디게 하는 다른 약물을 사용하지 않는다

스테로이드제는 수술 후 상처치유과정에 영향을 미칠 수 있고, 일부 약물은 시력에 영향을 줄 수 있습니다. 그러므로 복용 중인 약이 있다면 반드시 의사와 상의해야 합니다.

☐ 임신 혹은 수유를 마쳤다

임신 중에는 신체 전반에 변화가 일어나는 데다, 호르몬 변화로 인해 시력에도 영향을 미칠 수 있습니다. 그러므로 호르몬이 정상으로 돌아오는 출산 3개월 이후 또는 수유를 마친 후 수술할 것을 권유합니다.

정밀검사 후 수술 가능

☐ **안경이나 렌즈 이외의 문제로 눈 질환에 걸린 적이 있다**

눈에 이상이 있다고 시력교정수술을 할 수 없는 것은 아닙니다. 각막이나 망막에 질환이 있는 경우에도 안내렌즈삽입술은 가능하며, 정밀검사 결과에 따라 적합한 시력교정 방법을 찾는 것이 현명합니다.

☐ **각막에 선천적 질환이 있다**

아벨리노 각막이영양증 등 각막에 선천적 질환이 있는 경우에는 레이저시력교정술을 할 수 없지만, 안내렌즈삽입술은 가능합니다.

☐ **안경을 쓰고도 운전면허 적성검사에 합격하기 힘들었다**

약시 혹은 초고도근시로 예상됩니다. 상담과 정밀검사 후 안내렌즈삽입술을 할 수 있습니다.

☐ **렌즈를 오래 꼈다**

렌즈를 오래 껴 각막이 변형된 경우, 안내렌즈삽입술로 시력교정을 할 수 있습니다.

☐ **안구건조증이 심하다**

안내렌즈삽입술은 각막을 절개하지 않아 수술 후 안구건조증이 더 심해지지 않습니다. 따라서 안내렌즈삽입술로 시력교정을 한 후 안구건조증 치료를 받을 것을 권유합니다.

☐ **축구나 농구 등 격한 운동을 즐긴다**

레이저시력교정술 후에는 각막이 약해질 수 있으므로, 운동선수이거나 격한 운동을 즐긴다면 라식은 피하는 것이 좋습니다.

☐ **각막을 다친 적이 있거나 각막에 흉터나 혼탁이 남았다**

각막에 혼탁이나 흉터가 있는 경우, 레이저시력교정술이 어렵습니다. 이런 경우 안내렌즈삽입술로 시력을 교정할 수 있습니다.

☐ **레이저시력교정술 후 시력이 다시 나빠졌다**

시력교정술 후에도 환경적인 이유 등으로 시력이 다시 나빠질 수 있습니다. 잔여각막이 충분히 남았다면 다시 라식이나 라섹 등으로 시력을 교정할 수 있지만, 각막절삭량이 100um 이상이었거나, 잔여각막이 너무 얇은 경우에는 안내렌즈삽입술로 시력을 재교정하는 것이 적합합니다.

라식을 못 한다고요?
라섹도 안 된다고요?

- ☐ _____
- ☐ _____
- ☐ _____
- ☐ _____

용어 미리 알기

◆ **각막절편**

레이저시력교정술을 하기 위해 각막 일부를 절개해 뚜껑 형태로 만드는 것으로 수술 중에는 열어 두어 각막실질에 레이저를 쏜 후 다시 덮어두면 수술 후 회복이 빨라집니다.

"저보다 눈이 훨씬 나쁜 친구도 여기서 라식 했어요.
친구는 됐는데, 저는 지켜보자고요?"

2020년 가을에 만난 스무 살 대학생은 시력이 안정되지 않은 상태였습니다. 시력은 나빠지기 시작하면 눈이 성장함에 따라 계속 나빠지기 마련입니다. 그래서 시력교정수술은 눈의 성장이 완전히 끝난 만 18세 즈음부터 가능합니다. 그런데 스무 살이 넘어서도 안구 성장이 지속되는 경우가 있습니다. 성인이 되어서도 키가 계속 크는 사람이 있는 것처럼요. 이런 경우에는 시력이 안정될 때까지 경과를 관찰하면서 지켜보아야합니다. 이 환자 역시 3개월마다 시력 변화를 관찰하다 시력이 안정상태에 접어들면 수술을 하기로 했습니다.

그렇게 지켜보던 중, 마침내 세 번째 검사에서 시력이 더 이상 변하지 않는다는 것을 확인할 수 있었습니다. 바로 시력교정수술을 위한 전반적인 검사를 시행했습니다. 우리 병원의 수술 전 검사는 15단계에 걸쳐 60여 가지 검사가 진행됩니다. 2시간 정도 소요되며, 다양하고 세밀한 검사를 진행하는 것은 환자의 눈에 가장 '적합한' 방법을 찾기 위해서입니다. 사람마다 생김과 성격이 다르듯, 눈도 시력이나 각막의 모양, 불편한 증상들이 저마다 다르기 때문에 '그' 눈의 '특성'에 맞는 수술 방법을 찾는 것이 중요합니다.

검사를 진행해 보니, 중등도 근시로 교정시력 1.2가 예상되었습니다. 어두운 곳에서 동공 크기가 8mm 이상으로 커져서 수술 후 야간 빛번짐이 생길 가능성이 있었지만, 레이저 시력교정수술을 하기에 무리가 없는 눈이었습니다. 그런데 각막의 모양을 살펴보는 각막지형도검사와 각막 뒷면을 평가하는 샤임프러그 펜타캠검사에서 오른쪽 각막이 비정상적으로 돌출되었다는 것을 알게 되었습니다. 이런 경우, 각막을 깎아내는 레이저 시력교정수술을 하게 되면 각막이 원뿔처럼 볼록하게 튀어나오는 각막확장증이 생길 가능성이 있습니다. 수술을 하지 않으면 아무런 문제가 없지만, 각막을 건드리는 수술을 하면 최악의 경우 실명까지 유발하는 합병증이 생길 수 있는 경우였습니다.

사실 각막확장증은 매우 드문 부작용입니다. 수술 방법에 따라 발생 가능성도 달라져서 라섹과 스마일에서는 각막확장증 발생률이 낮다는 연구 결과도 있습니다. 하지만 치명적인 부작용이 우려되는 상황에서 일반적인 레이저 시력교정수술을 진행할 수는 없었습니다. 그래서 환자와 부모님을 설득해 안내렌즈삽입술을 진행하기로 했습니다. 보통 안내렌즈삽입술은 심한 고도근시에서 행하지만, 이 환자의 경우처럼 각막의 형태가 레이저 시력교정수술에 적합하지 않다는 결론이 나면 근시 정도에 관계없이 안내렌즈삽입술을 권하게 됩니다. 각막의 이상 여부와 무관히 시력 교정을 안전하게 할 수 있고, 부작용 염려없이 생활할 수 있는 시력교정수술법이기 때문입니다.

안구건조증이 심해도 시력 정도와 관계없이 안내렌즈삽입술을 권합니다. 사실 시력교정수술을 하려는 분들의 상당수가 이미 안구건조증으로 고생하고 있습니다. 우리 병원의 경우만 해도 내원 고객의 80%가 콘택트렌즈 사용자입니다. 콘택트렌즈 착용은 눈의 수분을 빨아들여 필연적으로 안구건조증을 부릅니다. 우리 눈에서는 항상 일정한 양의 눈물이 분비됩니다. 눈물은 이물질을 흘려 내보내고, 눈에 영양을 공급하고 각막 표면에서 윤활기능을 하는 등 눈을 보호하는 다양한 역할을 합니다. 따라서 눈물이 부족하면 각막 표면에 이상이 생길 수 있습니다.

안구건조증은 레이저 시력교정수술로 인해 더 악화되기도 합니다. 각막을 깎아내는 과정에서 각막의 지각신경이 손상되면서 눈이 건조하다는 신호를 뇌로 보내지 못하기 때문입니다. 라식에 비해 스마일과 라섹에서는 건조증이 덜 생긴다고는 하지만 각막을 절제해야 하는 수술의 특성상 물리적인 각막 손상이 생길 수밖에 없습니다. 레이저 시력교정수술 후의 안구건조증은 대부분 일시적인 현상이라 3~6개월의 회복 기간을 거치며 자연스럽게 나아집니다만 이미 안구건조증이 심한 경우라면 이야기가 달라집니다. 반면 안내렌즈삽입술은 각막의 지각신경을 건드리지 않고 시력을 교정하는 방법이므로 안구건조증에 대한 영향이 거의 없습니다.

그래서 안내렌즈삽입술을 하는 분들 중에는 방송 관계자나 항공사

승무원이 많은 편입니다. 방송 스튜디오나 비행기처럼 건조하고 밀폐된 공간에서 일하는 경우, 안구건조증에 상대적으로 취약해지기 마련이니까요.

요즘에는 일반 직장인도 다르지 않아 보입니다. 지난 해 안내렌즈삽입술을 받은 이십대 후반의 사무직 여성도 렌즈 트러블로 오래 고생했던 경우였습니다. 15년 이상 렌즈를 착용해온 탓에 안과에서 여러 번 치료도 받았으나 검사 결과 오랜 렌즈 착용으로 인해 각막이 변화된 상태였습니다. 특히 오른쪽 눈은 각막에 신생혈관이 생기고 결막화되면서 각막이 솟아오르는 융기 소견까지 관찰되었습니다. 이런 경우, 레이저 시력교정을 하게 되면 수술 결과의 정확도가 떨어질 뿐 아니라 수술 중 출혈 같은 문제가 생길 수도 있습니다. 게다가 이미 안구건조증이 있는 상태였으므로 수술 후 건조증이 극심해질 수도 있습니다. 그래서 안내렌즈삽입술을 권했습니다. 그리고 예상하듯 이런 질문이 이어졌습니다.

"렌즈 그만 끼려고 라식 하려는 건데, 눈 안에 렌즈를 넣으라고요?"

시력의 정도나 각막두께만 놓고 본다면 라식이 충분히 가능한 경우였지만, 수술 과정과 이후의 불편함이 눈에 선한 상황이었습니다. 그래서 레이저 시력교정과 안내렌즈삽입술에 대해 설명하며 환자의 눈에 가장 적합한 시력교정 방법이 무엇인지에 대한 상담을 이어갔습니다. 시력교정수술의 본질은 더 잘 보이게 하는 것을 넘어 눈의 불편함의 정도를 줄이는 방향이 되어야 하기 때문입니다.

다행히 저의 설명에 적극 동의한 환자는 안내렌즈삽입술을 하기로 결정했습니다. 수술 결과는 오른쪽 눈 1.0, 왼쪽 눈 1.2. 안구건조증 역시 수술 전에 비해 심해지지 않았습니다. 다만, 건조증을 기저질환으로 갖고 있는 분이었기 때문에 수술과는 별도로 건조증 치료를 체계적으로 받으며 불편함을 줄여가고 있습니다.

그림 1-1 | **각막지형도**

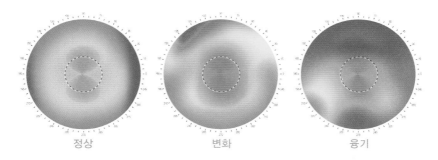

정상   변화   융기

정상적인 각막지형도(좌). 초록색은 낮은 고도, 빨간색이 많이 보일수록 각막지형이 높다는 의미입니다. 오랜 렌즈 착용으로 각막지형이 변해 왼쪽 눈(중)은 윗부분이 붉게 변했고, 오른쪽 눈(우)은 각막 윗부분에서 심한 융기 소견(보라색)이 관찰됩니다.

시력교정수술의 대명사로 인식되는 라식이나 라섹은 각막수술입니다. 눈 앞에 저마다의 눈에 꼭 맞는 도수의 안경이나 콘택트렌즈를 두어 시력을 개선하듯, 각막을 환자의 눈에 맞춰 교정이 필요한 만큼 깎아내어 시력을 교정하는 것이지요. 눈이 나쁜 정도가 심할수록 각막을 많이 깎아야 합니다. 이때 수술 후 남게 되는 각막이 너무 얇으면 근시가 재발하거나, 안구건조증으로 고생하거나, 심한 경우 각막확장증이 생길 수도 있습니다.

　해외에서는 각막실질 두께 250um를 기준으로 수술합니다. 각막절편이 대부분 100um 정도이므로 각막두께 350um를 기준으로 삼는 셈이지요. 우리 병원에서는 안전기준을 보다 보수적으로 잡아 라식에서는 400um, 각막절편을 따로 만들지 않는 라섹과 스마일에서는 최소한 380um를 남기는 것을 기준으로 합니다. 엄격한 자체 기준을 준수하려다 보니 9 디옵터 이상의 초고도근시인 경우에는 레이저 시력교정수술을 권하지 않습니다. 이런 경우에는 다른 시력교정 방법을 찾게 되는데, 대표적인 것이 홍채 앞이나 뒤에 렌즈를 넣는 안내렌즈삽입술입니다. 각막수술을 할 수 없는 심한 고도근시라면 안내렌즈삽입술로 시력을 교정하는 것이 적합합니다.

　고도근시가 아니더라도 각막을 건드리면 안 되는 경우라면 레이저 시력교정수술을 권하지 않습니다. 앞에서 예로 든 것처럼 각막확장증 위험이 있거나 안구건조증이 심한 경우, 아벨리노이영양증과 같은 선천적 질환이 있거나, 둥그스름해야 할 각막이 뿔처럼 튀어나온 원추각막인 경우가 그렇습니다.

　이런 경우를 알고 찾아오는 분도 있습니다. 어머니가 아벨리노 각막이영양증이었던 대학생이 특히 기억에 남습니다. 아벨리노 각막이영양증은 각막에 하얀 반점처럼 침착물이 생기는 유전 질환입니다. 간혹 반점이 급격히 증가하면 실명이 될 수도 있습니다. 이런 질환이 있는 상태에서 라식이나 라섹을 하게 되면 상황이 급격히 악화되면서 각막이식술을 받아야 하는 지경에 이를 수도 있습니다. 반면 안내렌즈삽입술은 각막을 건드리지 않는 수술법으로 각막의 유전적 질환을 악화시키지 않고 시력을 교정할 수 있다는 장점이 있습니다.

이 대학생의 경우, 자신에게 아벨리노 각막이영양증 소견이 있어 레이저 시력교정수술을 할 수 없다는 것을 알고 찾아왔는데, 고도근시도 이미 상당한 수준이었습니다. 선천적인 각막질환이 아니었더라도 안내렌즈삽입술을 할 수밖에 없는 상황이었습니다. 수술 후 만족스러운 시력을 얻은 것은 물론 8년이 지난 후에도 양쪽 시력 모두 1.2로 유지되고 있습니다. 또한 각막의 흰 반점도 증가하지 않았습니다.

레이저 시력교정수술을 할 수 없는 이들의 구원투수 같은 안내렌즈삽입술의 문제는 익숙하지 않은 수술이라는 것 그리고 눈 안에 무언가를 넣는다는 것에 거부감이 적지 않다는 것입니다. 그래서 때로는 진료실에서 환자는 라식을 해 달라고 하고, 저는 안 된다고 하는 상황도 벌어집니다. 번번이 쉽지 않고 안타까운 일이지만 안과 전문의로서 이런 대치상황에서 결코 질 수는 없습니다. 환자들에게 앞에서 예로 든 것과 같은 질문을 수없이 받곤 합니다. 때로는 항의하듯, 때로는 억울하다는듯 질문하는 분들을 만나면 상담이 길어집니다. 안경이나 렌즈를 벗는 것이 오랜 숙원이었던 분들은 대부분 라식이나 라섹을 원합니다. '시력교정수술=라식·라섹'이라는 인식 때문이기도 하고, 라식이나 라섹을 한 이는 주변에서 곧잘 찾을 수 있기 때문이기도 합니다. 반면 안내렌즈삽입술을 했다는 지인은 좀처럼 찾기 어려운 것이 현실입니다. 그래서 안내렌즈삽입술을 권할 때 보이는 거부감을 십분 이해는 합니다. 하지만 의사는 환자가 원하는 방법이 아니라 환자에게 최선의 방법을 찾아야 하는 사람입니다.

안내렌즈삽입술은 라식보다 낯설고 회복 기간이 오래 걸리기는 하지만 안전하고 정확하게 시력을 교정할 수 있는 방법입니다. 시력을 교정하는 과정에서 우리 눈의 형태가 달라질 수 있습니다. 그러므로 시력교정수술 전에는 수술의 장단점과 환자의 눈의 형태와 상태 등 다양한 것을 고려해야 합니다.

안내렌즈삽입술에 대해
궁금한 것

☐ _____
☐ _____
☐ _____
☐ _____

◆ **과교정/저교정**

눈의 굴절이상 정도보다 많은 각막을 깎아내는 경우를 과교정, 필요한 정도보다 교정이 덜 되는 것을 저교정이라고 합니다.

과교정된 경우, 도수에 맞지 않는 안경을 쓴 것처럼 눈이 피로하거나 두통 등이 나타날 수 있습니다. 과교정은 레이저시력교정술 후 일시적으로 나타날 수 있으며 수술 후 1~3개월 정도 지나면 자연스럽게 사라집니다. 시간이 흘러도 과교정이 사라지지 않으면 재수술을 고려할 수 있습니다. 저교정은 잔여 근시나 난시가 남는 것으로, 시력교정수술 후에도 원거리 시력이 떨어져 시력불편감이 있을 수 있습니다. 고도근시일수록, 근시나 난시 정도가 심할수록 저교정이나 과교정 가능성이 높아집니다.

◆ **근시퇴행(레이저시력교정 후 시력저하)**

레이저시력교정술 후 시간이 지나면서 일부에서는 시력이 다시 떨어지기도 하는데, 크게 세 가지 원인이 있습니다.

첫 번째는 근시퇴행입니다. 각막은 재생되는 성질이 있는데, 깎아낸 각막면에서 재생된 각막의 두께만큼 시력이 떨어진다고 볼 수 있습니다. 근시교정 효과가 떨어지며 다시 근시가 생기는데 수술 시 나이가 젊을수록, 시력이 나쁠수록 근시퇴행이 생길 확률이 높아집니다.

각막두께, 특히 각막상피 두께가 증가한 것이 뚜렷하게 관찰되면 우선 안약을 이용해 약물 치료를 시작합니다. 근시퇴행 환자의 2/3 정도에서 약물 치료의 효과가 나타납니다. 만일 약물치료에 반응이 없거나 약물치료가 끝난 후 다시 근시퇴행이 진행된다면 재수술을 고려해야 합니다.

두 번째는 근시가 진행되며 시력이 다시 나빠지는 경우입니다. 깎아낸 각막면은 그대로 유지되는 반면 안축장이 더 길어지면서 생기는 근시로, 이는 근시퇴행과는 잘 구분해야 합니다. 근시진행은 고도근시에서 훨씬 더 많이 관찰됩니다. 또한 어두운 곳에서 작업을 하거나 근거리 작업을 많이 하는 등의 생활습관도 근시진행에 영향을 미칠 수 있습니다. 어린 나이에 수술을 했다면, 성장이 멈췄어도 안구의 길이는 조금 늦게까지 성장할 수 있어 근시가 생기기도 합니다.

근시진행은 안약으로 치료할 수는 없고 추가 수술을 해야 합니다. 라식을 했다면 라식이나 라섹으로, 라섹이나 스마일을 했다면 라섹으로 추가 수술을 할 수 있습니다. 이때 잔여각막이 충분하지 않거나, 첫 수술 때 많은 양의 각막을 깎아냈다면 안내렌즈삽입술이 좋은 대안이 될 수 있습니다.

시력교정 후 다시 시력이 나빠지는 세 번째 이유는 수정체 두께가 증가하는 것입니다. 노화로 수정체가 두꺼워지면 수정체 본연의 조절력을 유지하지 못해 두꺼워진 만큼 근시가 나타나곤 합니다. 30대 후반이나 40대 초반에 레이저시력교정수술을 받은 경우에 종종 나타나곤 합니다. 이런 경우, 시력저하가 심하고 백내장 소견까지 두드러진다면 다초점 인공수정체를 활용하는 백내장 수술로 시력을 회복할 수 있습니다.

◆ **각막강성**

각막이 압력을 받아도 원래 형태를 유지하고자 하는 성질. 건강한 각막은 두꺼운 각막이 아니라 어떤 상황에서도 형태를 유지하는 내구성에 있습니다. 따라서 시력교정술 후에도 각막강성이 유지되어야 건강한 각막이라고 할 수 있습니다. 만약 각막강성이 두드러지게 약화되면 각막확장증이 생길 수 있으며 부정난시, 시력저하 등 치료가 필요한 증상이 생길 수도 있습니다.

◆ 망막박리
망막이 안구로부터 떨어지는 현상으로 실명을 유발할 수 있으며, 바로 수술해야 하는 응급질환입니다. 망막이 들뜨면 시각세포에 영양 공급이 되지 않아 기능이 떨어집니다. 이런 상태가 계속되면 망막이 영구적으로 위축되거나 실명할 수 있습니다. 젊은층의 경우 고도근시에서 망막박리 가능성이 높아집니다.

◆ 황반변성
시력의 90%를 담당하는 황반이 변하는 것으로 한국인의 3대 실명 원인 중 하나입니다. 초기에는 뚜렷한 이상 없이 컨디션에 따라 시력이 떨어지거나 나아지길 반복하다가 진행되면 타일이나 건물과 같은 직선이 물결치듯 굽어 보이고, 악화될수록 사물 중심부가 까맣게 보이거나 지워진 듯 보이게 됩니다.
원인은 명확하지 않지만 고령, 심혈관 질환, 흡연, 자외선 등 이 위험요인으로 작용합니다. 망막에 노폐물이 쌓이면서 망막색소상피가 위축되는 건성 황반변성과 망막 아래 맥락막에 신생혈관이 자라면서 생기는 습성 황반변성, 근시성 황반변성이 있습니다. 근시가 심하면 안축장이 길어지면서 황반과 망막, 맥락막 등이 얇아지면서 황반이 변성될 수 있습니다.

◆ 원추각막
각막이 점점 얇아지고 뾰족해지고 뒤틀려서 시력에 상당한 지장을 주며 실명까지 초래할 수 있는 각막질환. 보통은 사춘기 전후에 시작되어 천천히 진행되다가 어느 단계 이르면 일정하게 유지됩니다. 각막교차결합술이나 각막내링삽입술, 각막이식술로 치료할 수 있습니다.

◆ 각막확장증
레이저시력교정술 전 원추각막을 미처 발견하지 못한 경우, 레이저시력교정술 후 잔여각막이 충분하지 않거나 각막강성의 약화 등으로 인해 각막이 원추각막과 비슷하게 뾰족해지고 뒤틀리는 질환. 치료 방법은 원추각막과 동일합니다.

◆ 각막곡률과 편평도
각막은 둥근 공을 1/3 정도 잘라 놓은 모양과 비슷합니다. 각막 중심부로 갈수록 둥글게 휘어지는데 이를 숫자로 표기한 것이 각막곡률입니다. 한편, 주변부로 갈수록 각막은 굴곡이 없이 고르게 편평해집니다.
원추각막 등 질환이 있는 경우 각막곡률이 평균과 다르게 나타납니다. 그러므로 각막곡률과 편평도는 시력교정수술의 중요한 지표가 됩니다.

◆ 고위수차
각막의 둥근 곡면 위에 초점이 세밀하게 맺히는 정도를 분석한 것. 레이저시력교정술을 받고 나면 고위수차가 변하면서 시력의 질을 좋게 혹은 나쁘게 만들 수 있습니다. 수술 후 고위수차, 특히 구면수차의 증가가 평균치 이상이라면 빛번짐을 더욱 크게 느끼기도 합니다.

◆ **자가면역질환**
세균이나 바이러스 등 외부 침입물질로부터 내 몸을 지켜야 하는 면역세포가 자신의 몸을 공격하
는 병입니다. 면역계의 반응이 잘못된 것으로 신체 모든 부위에서 발생할 수 있습니다. 면역계가
뼈의 단백질을 공격하면 류머티스 관절염, 췌장의 인슐린 분비세포를 공격하면 1형 당뇨병이 생
깁니다. 그 외에도 루푸스, 강직성 척추염, 쇼그렌증후군 등 여러 가지 질환이 있습니다. 특히 쇼
그렌증후군은 안구건조증을 유발하는 대표적인 자가면역질환입니다. 또한 베체트씨병, 루푸스,
강직성 척추염 등이 포도막염을 유발할 수 있어 안과에서 중요하게 다뤄집니다

◆ **각막내링삽입술**
원추각막 치료법의 하나로, 각막실질 안에 반고리 모양의 링을 삽입해 각막을 펴주는 방법입니다.

우리가 세상을 보는 과정은 이렇습니다. 빛이 눈을 통과하면서 시각정보를 뇌로 전달하고, 뇌는 이를 이미지로 해석합니다. 이 중에서 눈을 통과하는 과정만 떼어서 살펴봅시다. 우선 눈의 전방에서 각막이 빛을 굴절시킵니다. 이 빛이 동공을 통과한 후 눈의 중심부인 수정체를 지나면서 눈의 뒤쪽으로 한층 더 굴절되게 합니다. 그러면 마치 돋보기가 빛을 한 점으로 모으는 것처럼 후방에 있는 망막 중심부의 황반에 초점을 맞추게 됩니다. 그리고 빛을 인식한 망막은 시신경을 통해 시각정보를 뇌에 전달합니다. 이때 초점을 정확하게 맞추기 위해 수정체는 먼 거리를 볼 때는 얇아지고, 가까운 곳을 볼 때는 두꺼워지면서 빛의 굴절을 조절합니다.

이제 우리 눈에서 각막과 수정체가 굴절을 담당하고 있다는 것을 알게 되었습니다. 그렇다면 눈 나쁜 것을 고치려면, 즉 굴절 이상을 교정하려면 각막이나 수정체를 교정해야 한다는 것도 짐작할 수 있습니다.

잘 알려져 있고 또 많이 시행하고 있는 라식과 라섹, 스마일은 굴절을 1차로 담당하는 각막을 교정하는 수술입니다. 시력에 맞게 안경 렌즈를 깎아내듯 각막을 깎아 시력을 교정하는 것이지요. 각막은 '상피-보우만막-실질-데스메막-내피'까지 5개의 층으로 나뉘는데(22쪽 참고), 실제로 시력교정을 위해 깎아내는 부분은 각막실질입니다. 레이저 시력교정수술은 각막실질에 도달하기 위해 각막상피를 어떻게 하느냐에 따라 라식과 라섹, 스마일로 구분됩니다.

그런데 심한 고도근시 또는 각막에 질환이 있거나 예견되는 경우에는 각막을 깎아내는 것이 부담스러워집니다. 각막에 질환이 있다면 각막을 건드리지 않아야 합니다. 레이저 시력교정수술을 할 수 없다는 말입니다. 근시는 눈이 나쁠수록 각막을 많이 깎아내야 합니다. 고도근시는 그 정도가 크다 보니 수술 결과 예측의 정확도도 떨어지는 편이고, 시력의 질 또한 상대적으로 만족스럽지 못한 편입니다. 또한 남아 있는 각막이 너무 얇으면 각막확장증 등 다른 합병증이 우려되기도 합니다. 그래서 고도근시의 경우에는 각막수술 즉 레이저 시력교정수술을 선택하지 않는 편입니다.

각막의 굴절 이상을 교정할 수 없다면 수정체를 통해 교정하는 방법도 있습니다. 타고난 수정체를 제거하고 인공수정체로 넣어 시력을 교정하는 투명수정체적출술 및 인공수정체 삽입술이 바로 그것입니다. 혼탁한 수정체를 제거하고 인공수정체를 넣는 백내장 수술과 원리는 비슷합니다. 그런데 노안이 오기 전의 수정체를 제거하면 가까운 것과 먼 것을 바라볼 때 자동으로 초점을 조정하는 수정체의 고유기능을 잃어버리게 됨니다. 가까운 것이 잘 보이지 않아 핸드폰을 볼 때 안경을 들어올리거나 팔을 쭉 뻗는 노안 상태를 인위적으로 만드는 것과 같습니다.

이제 남아 있는 마지막 후보는 안내렌즈삽입술입니다. 저는 여러 가지 이유로 안내렌즈삽입술이 고도근시와 각막질환이 있는 분의 시력교정에 있어 가장 설득력 있고 효과적인 수술법이라고 생각합니다. 그 이유를 살펴보기 위해 우선 위에서 언급한 여러 시력교정술의 특징과 한계에 대하여 먼저 살펴보겠습니다.

시력을 교정하는 방법은 다양합니다. 기본적으로는 안경과 콘택트렌즈가 있고, 성장기에 시력을 교정하는 드림렌즈도 있습니다. 시력교정수술만 해도 맞춤형 수술 방법까지 고려하면 약 60개가량 됩니다. 사람에 따라 각막의 생김이나 편평한 정도가 다릅니다. 그렇기 때문에 각막의 생김이 다르고, 그러한 불균형을 정교하게 교정하려면 수술의 가짓수가 늘어날 수밖에 없습니다. 수많은 시력교정 방법 중 1/60, 경험자도 적고 상대적으로 낯선 안내렌즈삽입술을 권하는 이유를 이해하려면 다른 시력교정 방법의 장점과 한계를 먼저 살펴보아야 합니다.

1) 라식

라식LASIK, Laser-Assisted in Situ Keratomileusis 수술이 시력교정수술의 대

명사처럼 불리는 것은 경도·중등도 근시에서 시력교정 효과가 탁월하고 회복 또한 빠르기 때문입니다. 하지만 고도근시에서는 그 효과가 감소됩니다. 이는 라식의 특징 때문입니다.

인체의 다른 부분처럼 각막도 수분을 포함하고 있습니다. 그래서 레이저로 각막을 깎아낼 때 수분을 먼저 날려보낸 후 각막실질을 절삭하는 과정에 들어가게 됩니다. 이때 각막의 표면 온도가 높아지게 되는데, 온도가 높아질수록 레이저의 절삭 효과 또한 증가합니다. 시간이 흐를수록 온도가 점점 올라갈 테니 수술 시간이 길어질수록 절삭량도 많아지게 됩니다. 그래서 수술 집도의는 경도근시에서는 절삭량을 늘리고, 고도근시에서는 절삭량을 줄여서 수술을 계획합니다. 경도근시에서는 레이저가 수분 제거에 사용되느라 실제 각막실질을 깎아내는 양이 부족해질 수 있는 부분을 보완할 수 있도록 절삭량을 늘리고, 고도근시에서는 수술 후반에 각막 표면 온도가 높아지면서 절삭량이 늘어나는 것을 고려해 미리 줄이는 것입니다. 이처럼 근시의 정도에 따라 교정량을 조율하는 것을 노모그램_{nomogram}이라고 합니다. 노모그램은 수술하는 의사의 경험에 따라 차이가 날 수밖에 없습니다. 그런데 아무리 숙련된 전문의라 하더라도 고도근시에서 후반부의 과교정을 완벽하게 예측하기는 어렵습니다. 그래서 고도근시에서는 라식의 효과와 예측도가 떨어집니다.

게다가 시력교정량이 많을수록, 즉 레이저로 깎아내는 부분이 클수록 시력의 질은 떨어지기 마련입니다. 각막은 타원형의 완만한 곡선 형태입니다. 이 곡선면에 빛이 닿으면서 선명한 시력을 얻는 것이 눈의 기본 생리입니다. 빛이 곡선면의 어디에 닿는지, 다시 말해 중심부와 주변부 중 어디로 들어왔는지에 따라 빛의 초점이 망막에 다르게 맺힙니다. 이처럼 망막에서 도달한 빛이 닿는 부위 간의 차이를 안과에서는 '수차'로 구분해서 분석합니다. 이 수차에 따라 근시와 난시, 원시를 표기하고(저위수차) 중앙을 기준으로 조금 세밀하게 초점이 맺히는 정도를 분석(고위수차)하기도 합니다. 시력이 아주 좋은 사람이라 할지라도 모든 사물의 초점이 망막에서 또렷하게 맺히는 것은 아닙니다. 누구에게나 고위수차는 있다는 뜻입니다. 알아채지 못할 뿐 누구나 일상에서 어느 정도의 빛번짐을 겪으며 살고 있습니다. 그런데 레이저 시력교정수술을 받고 나면 고위수차가 일부 증가하면서 시력 불편함이 커지기도 합니다. 특히 동공이 클수록 빛번짐을 더욱 크게 느낄 수 있습니다.

둥그스름한 면을 깎아내면 다소 편평해집니다. 각막도 마찬가지입니다. 시력교정을 위해 각막을 깎아내면 본연의 굴곡이 훼손되어 중앙부가 편평해지는 정도를 고위수차 중에서도 '구면수차'라고 합니다. 구면수차는 수술 전 근시의 정도가 심할수록 뚜렷하게 증가하는 경향이 있습니다. 라식 후에는 눈의 여러 지표 중 많은 것이 달라지게 되는데, 고도근시는 구면수차가 가장 많이 변하곤 합니다. 빛번짐이 증가하는 것이지요. 또한 각막 표면에 비대칭이 생기기도 합니다. 그래서 수술 후 눈부심과 후광 현상이 증가하고, 빛의 세기가 서로 다른 것을 구분할 수 있는 능력인 대비 감도가 떨어질 수 있습니다. 결과적으로 시력의 질이 낮아져서 실제 시력과는 달리 잘 안 보인다고 호소하기도 합니다.

라식은 각막상피 너머에 있는 각막실질을 깎아내기 위해 둥그스름한 각막상피와 실질 일부를 뚜껑처럼 만듭니다. 이를 각막절편이라고 합니다. 각막절편을 들어올리려면 절개범위가 넓어질 수밖에 없습니다. 그런데 각막을 많이 절개할수록 각막의 강도는 낮아집니다. 눈의 가장 바깥

그림 2-1 | 빛번짐의 정도

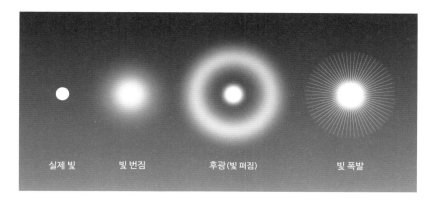

실제 빛   빛 번짐   후광(빛 퍼짐)   빛 폭발

쪽에 있는 각막은 빛을 굴절시킬 뿐 아니라 외부의 기압과 눈 속의 안압을 버티는 역할도 합니다. 각막이 단단해야 안팎의 압력을 잘 버텨낼 수 있습니다. 그런데 시력을 교정하기 위해 각막을 깎아내게 되면 각막의 강도가 약해지게 됩니다. 풍선을 크게 불수록 터지기 쉬운 것과 마찬가지입니다. 절삭량이 많을수록 각막의 강도는 약해질 수밖에 없는데, 근시의 정도가 심할수록 각막을 많이 깎아내야 하므로 고도근시에서 라식을 하게 되면 각막의 강도가 약해지면서 안압을 견디지 못해 각막이 튀어나오는 각막확장증이 생길 수도 있습니다. 각막확장증은 시력 상실을 유발하는 원추각막과 같은 치명적인 질환입니다. 수술 전 각막두께가 얇을수록, 수술 과정에서 각막절삭량이 늘어날수록 각막확장증 위험도는 높아집니다.

　정리하자면, 고도근시에서 라식은 과교정을 예측하기 어렵고, 구면수차가 증가해 시력의 질도 예측하기 어려우며, 각막 강도가 약해져 치명적인 부작용인 각막확장증 우려마저 안고 있습니다. 그러므로 고도근시에서 라식은 여러모로 생각할 것이 많은 수술이라고 할 수 있습니다.

2) 라섹

고도근시에서는 라식보다 라섹LASEK, Laser-Assisted Sub-Epithelial Keratectomy 또는 PRK수술을 더 많이 합니다. 라섹은 수술 후 외부 충격에도 안전하고 각막이 얇아도 충분히 수술을 할 수 있습니다. 또한 신경 손상이 적어 수술 후 안구건조증이 생길 가능성도 낮습니다. 게다가 라식의 단점으로 부각되는 각막강성의 변화가 라섹에서는 상대적으로 덜합니다.

이 모든 차이는 각막절편의 유무와 관계가 깊습니다. 각막절편을 만드는 라식과 달리 라섹은 각막의 가장 바깥층인 상피만 얇게 벗겨낸 뒤 드러난 각막실질을 깎기 때문입니다. 수술 후 상피를 어떻게 하느냐에 따라 제자리에 다시 덮어주면 라섹, 알코올이나 브러시 또는 레이저 등으로 상피를 제거한 후 원위치 시키지 않으면 PRKPhotorefractive Keratectomy라고 합니다. 최근에는 상피를 다시 덮는 것 즉 기존의 라섹이 통증은 완화시키지만 상피 재생을 억제한다는 의견이 있어서 레이저로 상피를 정교하게 제거한 뒤 바로 이어 시력교정을 시행하는 올레이저 라섹transPRK, Transepithelial Photorefractive Keratectomy을 더 많이 시행하고 있습니다. 일반적으로는 이 세 가지 수술법을 통칭해서 라섹이라고 부릅니다.

우리나라는 다른 나라에 비해 라섹 비중이 높은 편으로, 2020년의 경우 전체 시력교정수술의 30% 정도가 라섹이었습니다. 한데 라섹에는 치명적인 단점이 존재합니다. 각막상피 바로 아래에 있는 보우만층을 제거해야 한다는 점입니다. 보우만층은 상피 아래의 신경총을 보호하는 물리적인 장벽이자 각막실질이 직접적인 외상을 입지 않도록 예방하는 장벽역할도 합니다. 보우만층은 또한 각막상피의 신경을 관장해서 감각을 회복하게 하고, 각막실질에 상처가 났을 때 치유를 도우며 상처 난 전면 각막이 다시 투명해질 수 있게 합니다. 이 과정을 돕기 위해 라섹 후 6개월 정도는 환자에게 자외선을 차단하고 항산화제인 비타민C를 다량 복용하도록 권합니다. 그럼에도 불구하고 각막실질이 투명도를 잃고 혼탁해지는 경우가 발생합니다. 보우만층이 사라졌기 때문이지요. 이는 고도근시에서 가장 우려하는 라섹 합병증입니다. 경도·중등도 근시에 비해 고도근시가 라섹을 받았을 때 각막혼탁이 발생할 확률이 2배가량 높기 때문입니다.[1]

최근에는 항암제의 일종인 마이토마이신C MMC, Mitomycin-C를 사용하고 올레이저라섹 기술이 발전하면서 그 비율이 현저하게 줄기는 했습니다. 그러나 라섹 후 관리 소홀로 각막이 혼탁해지고 시력이 심각하게 떨어지는 경우를 여전히 볼 수 있습니다. 몇 년 전, 다른 안과에서 의뢰받은 환자가 그런 경우였습니다. 2011년, -7 디옵터를 라섹으로 교정한 후 일주일 뒤 경과 관찰을 한 후 내내 병원에 오지 않다가 3년 만에 심각한 시력저하를 호소하며 찾아온 환자였습니다. 시력이 떨어진 것은 각막혼탁 때문이었습니다.

시력교정수술 후에는 꾸준히 병원에 내원해 경과를 관찰해야 하는데 이를 소홀히 한 것이 문제였습니다. 게다가 라섹 후 1~3개월가량 사용해야 하는 스테로이드성 소염제 안약도 수술 1개월 이후에는 사용하지 않았다고 했습니다. 자외선 차단 또한 거의 신경 쓰지 못했고요. 이런 경우 각막지형도가 정상이라면 안경을 쓰면 되는데, 각막이 불규칙해진데다 왼쪽 눈은 각막융기까지 관찰되는 상황이라 아무리 두꺼운 안경을 써도 시력이 나아지기를 기대할 수 없었습니다. 근시와 난시가 심해서 최대교정시력이 오른쪽은 0.7, 왼쪽은 0.5일 만큼 난감한 상황이었습니다.

방법이 없진 않았습니다. 각막지형도를 기반으로 고위수차를 교정하는 맞춤형 올레이저라섹으로 재교정을 하고 마이토마이신C를 사용해 만족스러운 시력을 다시 회복할 수 있었습니다. 참 다행스러운 경우였습니다. 보통 고도근시는 첫 수술에서 깎아내는 각막의 양이 많아 재수술이 불가능한 경우가 많아서 혼탁이 생기더라도 수술로 교정할 수 없습니다. 하지만 모든 환자가 이렇게 안도할 수 있는 결과를 얻는 것은 아닙니다. 이 책에서 두고두고 강조하겠지만, 시력교정은 적합한 수술 방법을 선택하는 것도 중요하지만 수술 후 관리가 무엇보다 중요합니다. 정해진 시기에 병원을 찾아가 필요한 검사를 하고 눈 상태를 확인하는 것은 강조하고 또 강조해도 지나치지 않습니다.

라섹에서 우려되는 또 한가지는 스테로이드 안약을 오래 사용해야 한다는 점입니다. 짧게는 1~2개월, 길게는 4~6개월 동안 이 안약을 사용하게 되는데 고도근시에서는 이 기간이 길어지는 것이 불가피합니다. 문제는 스테로이드가 잘 쓰면 명약이지만 잘못 쓰면 독이 되는 치료제라는 점입니다. 계속해서 쓰다 보면 안압이 올라가 두통, 시력저하, 구토 등 전신증상이 생길 수 있고 시신경을 손상시켜 녹내장을 일으킬 수 있습니다. 보통은 안약을 몇 주 이상 길게 사용하는 경우에 안압이 올라가지만, 드물게는 한 방울만 사용하고도 몇 시간 안에 안압이 급격하게 올라가면서 시신경을 손상한 경우도 있습니다. 우리 병원에서 2016년 레이저 시력교정수술을 받은 12,000명을 조사한 결과 27% 정도에서 안압이 평소보다 5mmHg 정도 높아졌다는 것을 관찰할 수 있었습니다. 외국에서는 라섹 후 7.9%에서 스테로이드 안약 사용으로 인한 안압 상승이 관찰되었다는 것을[2] 고려하면 한국인이 스테로이드 안약으로 인한 안압 상승에 더 취약하다고 유추할 수 있습니다.

외부충격에 강하고 각막이 얇아도 가능하다는 장점 덕분에 라섹은 고도근시에 많이 적용되는 편이기는 합니다. 하지만 라식의 경우와 마찬가지로 시력 예측이 어렵다는 점 그리고 각막혼탁과 스테로이드 안약 사용이라는 복병이 있다는 점에서 고도근시에서는 라섹 또한 생각할 부분이 많아집니다.

3) 스마일

스마일SMILE, SMall Incision Lenticule Extraction은 현재 대한민국의 시력교정수술 중 가장 큰 비중을 차지하는 수술이자 가장 가파르게 성장한 수술이기도 합니다. 스마일을 장기간 관찰한 저의 연구를 보면[3] 2017년 24%에 불과했던 스마일은 2021년에는 전체 레이저 시력교정수술의 60%를 차지할 것으로 예상할 수 있었습니다. 대세가 되었다고 해도 과언이 아니지요.

스마일이 이렇게 대세가 된 것은 '라식 같지 않은 라식이자 라섹 같지 않은 라섹' 같은 수술이기 때문입니다. 각막절편을 만드는 라식, 각막상피를 제거하는 라섹과 달리 스마일에서는 각막실질이 노출되지 않습니

그림 2-2 | 국내 시력교정수술 중 스마일의 증가세

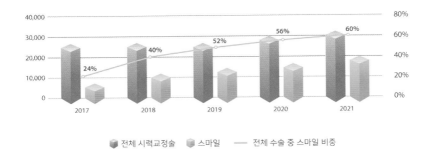

전체 시력교정술 　 스마일 　 — 전체 수술 중 스마일 비중

다. 각막 안에서 레이저로 필요한 만큼의 각막실질을 조각으로 만들어 빼내기 때문입니다. 각막실질을 태워 없애는 방식으로 각막두께를 변화시키는 라식이나 라섹과는 방법부터 달라서 각막절편을 만드느라 각막강성이 약해지는 라식의 단점을 차단하고 라식에 비해 안구건조증이 생길 확률도 낮습니다. 반면 회복은 빨라서 라식처럼 수술 다음 날부터 일상생활이 가능합니다.

　하지만 장점만 있는 수술이 어디에 있을까요? 스마일은 난시교정에 약합니다. 라식, 라섹과 스마일은 사용하는 레이저가 다르기 때문입니다. 난시는 심한 정도와 방향(축)이 모두 중요합니다. 시력교정수술은 누워서 받게 되는데, 누우면 서 있을 때와는 방향이 달라질 수 있습니다. 그래서 환자가 서 있는 상태에서 난시축을 미리 표시하고 수술을 하기도 합니다. 라식과 라섹에서 사용하는 엑시머 레이저는 난시축을 자동으로 등록하는 기능이 있어서 난시교정 효과를 극대화할 수 있는데, 스마일에서 사용하는 펨토초femtosecond 레이저에는 난시축 자동 등록 기능이 없습니다. 대신 스마일은 환자의 눈을 고정한 상태로 수술을 하게 됩니다. 하지만 난시가 심하거나 근시에 비해 난시 비중이 높은 눈은 잔여난시가 남아 수술 결과에 만족하지 못할 수도 있습니다.

스마일의 다른 단점은 재교정이 어렵다는 점입니다. 보통 재교정 수술을 할 때 라식은 라식이나 라섹으로, 라섹은 라섹으로 수술하는 반면 스마일은 스마일로 재교정하는 것이 불가능합니다. 그래서 스마일 후 교정 결과가 만족스럽지 못하거나 근시퇴행이 와서 재교정이 필요한 경우에는 라섹을 시행해야 합니다. 통증이 적고, 회복이 빠르며, 각막상피를 보존할 수 있다는 등의 장점을 이유로 스마일을 선택했던 것이 무색해지는 셈입니다.

스마일의 마지막 단점은 다른 수술에 비해 각막절삭량이 다소 많다는 점입니다. 근시 정도가 같은 눈을 교정할 때 스마일은 라식, 라섹에 비해 각막을 깎아내는 양이 10~15% 늘어납니다. 이는 레이저 장비 제조사의 차이로 볼 수 있습니다. 스마일은 비쥬맥스 펨토초 레이저로만 수술이 가능한데, 이 레이저를 제조 및 공급하는 칼자이스 메디텍carl-zeiss meditec 의 레이저는 다른 회사에 비해 각막절삭량이 많은 것으로 알려져 있습니다. 그래서 근시 정도가 같더라도 각막의 두께에 따라 스마일 가능 여부가 달라질 수 있습니다. 각막이 충분히 두껍다면 고도근시에서도 스마일을 할 수 있지만, 수술 후 예상되는 각막두께가 충분치 않아 수술 대상자가 될 수 없거나, 처음에는 스마일을 하더라도 이후 재교정이 불가능한 경우가 생길 수 있습니다. 각막절삭량이 늘어나는 것은 각막강성에도 나쁜 영향을 줄 수 있습니다. 두께가 얇아질수록 단단함도 줄어드는 것이 이치이니까요. 스마일은 수술 후 각막 강도가 라섹과 비슷한 수준으로 유지되기 때문에 라식보다는 유리하지만 각막두께를 변화시키는 이상 각막강성이 약해지는 것을 염려하지 않을 수 없습니다.

스마일은 장점이 많은 수술이지만 고도근시 환자가 수술 대상이라면 선뜻 결정하기는 어렵습니다.

4) 투명수정체적출술 및 인공수정체삽입술

투명수정체적출술 및 인공수정체삽입술clear lens extraction & intraocular lens implantation은 긴 이름 탓에 생소하게 느껴지지만 백내장수술을 떠올리면 쉽게 이해할 수 있습니다.

이 장의 앞부분에서 이야기한 것처럼 수정체는 우리 눈 안에서 빛의 투과와 초점 형성에 큰 역할을 합니다. 이를 위해 수정체는 특유의 탄력을 갖고 있습니다. 볼록렌즈처럼 앞뒤로 볼록한 형태가 먼 곳을 볼 때는 얇아지고 가까운 곳을 볼 때는 두꺼워지는 것이지요. 그런데 나이가 들수록 수정체의 수분 함량이 줄어들면서 조금씩 딱딱하게 변합니다. 수정체의 탄력이 떨어질수록 사물의 거리에 따라 자유롭게 수축과 이완을 하던 것이 예전 같지 않게 됩니다. 그래서 가까이 있는 것이 더 흐릿하게 보이는 현상이 나타납니다. 노안이 온 것입니다. 시기를 지나면 수정체라는 이름이 무색할 만큼 탁해지면서 하얗게 또는 노랗게 변합니다. 백내장이 생긴 것입니다.

백내장은 탁해진 수정체를 제거하고 그 자리에 환자의 눈에 맞는 디옵터의 인공수정체를 넣는 방법으로 치료합니다. 굴절이상을 각막이 아니라 수정체에서 교정하는 것으로, 투명수정체 적출술 및 인공수정체 삽입술 방법 자체는 이와 같습니다. 다만, 백내장이 오기 전 아직 건강한 수정체를 제거하고 인공수정체를 넣는다는 점이 다릅니다. 잔여각막이 충분치 않아 라식이나 라섹을 하기 어려운 경우 그리고 안내렌즈삽입술이 보편화되기 전 고도근시를 교정하기 위해 주로 사용하던 방법입니다. 과거보다 수정체를 제거하는 방식이 더 안전해졌고, 인공수정체 재질과 디자인이 발달하면서 수술 후 시력도 안정적이어서 지금도 시행되고 있습니다. 또한 고도근시나 고도원시에서 레이저 시력교정수술 결과가 만족스럽지 못한 경우가 있다는 점도 이 수술을 시행하는 이유이기도 합니다.

고도근시교정 방법 중 하나인 이 수술을 제가 안내렌즈삽입술만큼 권하지 않는 데에는 세 가지 이유가 있습니다. 첫 번째는 여전히 건강하고 기능이 멀쩡한 수정체를 제거하는 것은 인위적으로 노안을 만드는 것과 같은 결과를 낳기 때문입니다. 인공수정체가 발달하면서 최근에는 다초점 인공수정체를 사용해 수술 후 돋보기를 써야하는 불편함을 줄이고 있습니다만, 인공수정체가 아무리 발달한다 해도 아직 신께서 주신 수정체보다 정밀하고 완벽한 인공수정체는 찾을 수 없습니다.

두 번째 이유는 망막박리와 황반변성 가능성이 높기 때문입니다. 시력을 잃을 수도 있는 치명적인 이 두 질환은 수술과 관계없이 고도근시에서 발생하기 쉽습니다. 그런데 투명수정체 적출과정과 수술 후에 발병 가능성이 증가한다는 보고가 있습니다. 고도근시에서 투명수정체를 적출한다면 발병 가능성은 더 높아지게 됩니다. 따라서 고도근시의 시력교정으로 이 수술을 고려하고 있다면 반드시 합병증이 생길 수 있음을 염두에 두어야 합니다.

마지막 이유는 과잉 진료 가능성에 대한 우려 때문입니다. 최근 몇 년 사이 백내장 수술이 급격히 증가하고 있습니다. 고령 인구가 많아지면서 액티브 시니어active senior라는 말이 유행할 만큼 활발하게 활동하는 노년층이 많아진 탓이기도 하고, 스마트폰이나 컴퓨터와 같은 디지털 기기 사용량 증가로 근시 인구가 증가하는 등 백내장 수술이 늘어나는 데는 여러 이유가 있습니다. 하지만 가장 큰 이유는 방송에서 여러 번 다뤘던 것처럼 실손 보험의 등장일 것입니다. 투명수정체적출술 및 인공수정체삽입술은 시력교정수술이므로 라식이나 라섹과 마찬가지로 보험(국민건강보험 및 실손보험)이 적용되지 않습니다. 환자의 비용 부담이 상당한 편이지요. 반면 백내장은 질병이기 때문에 치료와 수술에 보험이 적용됩니다. 건강보험공단에서 지원하지 않는 비급여 진료비는 실손보험을 청구함으로써 지원받을 수 있습니다. 그러자 보험이 된다는 이유로 아직 멀쩡하게 쓸 수 있는 수정체를 백내장으로 둔갑시켜 수술하는 것이 횡행하고 있습니다. 노안이 시작되었다는 것을 백내장 수술의 근거로 들며, 환자는 노안을 교정해 시력이 좋아지고 병원은 수백만 원에서 천만 원에 이르는 수술비를 보험사에 청구함으로써 서로 이득이라는 것입니다. 몇몇 병원에서는 실손보험 설계사까지 고용해 수술을 독려하기도 합니다. 노안이 이미 시작되었으니 시간이 흐르면 백내장도 진행될 것이므로 수술을 미리 당겨서 해도 된다고 주장하는 분들께 묻고 싶습니다. 어깨관절이 아직은 멀쩡한데 평소 좀 뻣뻣하고 오십견도 곧 올 것 같으니 미리 인공관절로 대체하는 것에 동의하느냐고요. 다시 한번 말하지만 타고난 수정체보다 정교하고 완벽한 인공수정체는 없습니다.

그림 2-3 | 여러 시력교정수술의 장점과 단점

시력교정술 비교	라식	라섹	스마일	투명수정체 적출술 및 인공수정체 삽입술	안내렌즈삽입술 (ICL)
장점	통증, 혼탁 감소, 빨라진 시력 회복	각막 얇아도 가능, 수술 후 압박 충격에 강함	각막절편 없고 안정성 강화	고도근시, 각막 얇아도 가능	고도근시, 각막 얇거나 기저질환 있어도 가능
단점	빛번짐, 각막확장증, 원추각막, 안구건조증	보우만층 상실, 각막혼탁, 안구건조증, 스테로이드 장기간 사용	난시교정에 취약, 안구건조증, 난시	망막박리, 황반변성, 인위적인 노안 상태	백내장, 녹내장의 위험도 증가, 내피세포 감소 가능성, 난시교정용렌즈의 회전으로 인한 시력변화 가능성
절개 방법	각막 24mm 절개	각막상피 제거	각막 2mm 최소 절개	각막 2~3mm 절개	각막 2~6mm 절개
회복 기간	약 3일	약 7일	약 1일	약 3~4일	약 1~2일

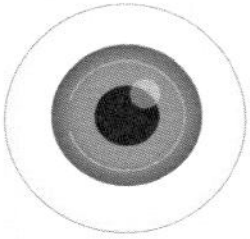

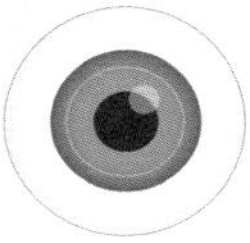

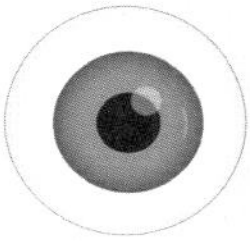

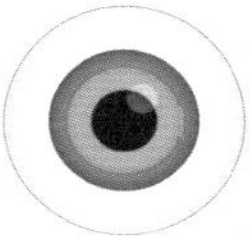

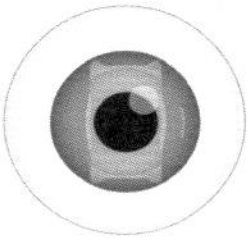

03 | 눈 안에 렌즈를 넣으면
뭐가 좋아요?
:: 안내렌즈삽입술의 장점

안내렌즈삽입술 대상자는 점점 늘고 있습니다. 우리 병원의 경우, 2015년부터 2019년까지는 레이저 시력교정수술이 꾸준히 증가한 것에 비해 안내렌즈삽입술 비율은 거의 변화가 없었습니다. 그런데 2019년까지는 6%에 머물던 안내렌즈삽입술 비율은 2020년 9%로 늘더니 2021년에는 상반기에만 14%까지 증가했습니다. 이유는 여러 가지일 것입니다. 근시 증가에 따라 고도근시가 늘면서 안내렌즈삽입술 대상 인구가 증가한 것이 가장 클 것이고, 수술 안정성에 대한 신뢰도가 차츰 높아지고 있는 것도 이유일 것입니다.

우리 병원에서는 8 디옵터 이상의 초고도근시 그리고 각막의 질환이 있거나 예견되는 경우에는 안내렌즈삽입술을 우선 고려합니다. 각막의 형태 보전부터 시력의 질, 자외선을 차단하고 야간시력 불편함을 최소화하는 등 안내렌즈삽입술의 여러 가지 장점 때문입니다.

그림 2-4 | 연도별 시력교정수술 중 렌즈삽입술 비율

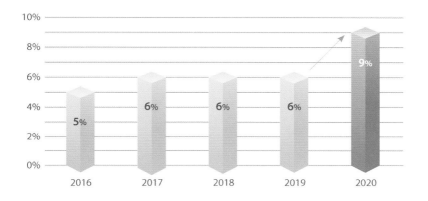

1) 각막의 두께와 형태를 유지할 수 있어요

각막을 깎아 근시와 난시를 교정하는 레이저 시력교정수술에서는 필연적으로 두 가지 변화가 일어납니다. 하나는 각막두께가 얇아진다는 것이고, 다른 하나는 각막의 모양이 달라진다는 것입니다. 각막에서 가장 많은 부분을 차지하고 있는 각막실질을 깎아내는 수술이기 때문입니다.

각막이 얇아질수록 단단함도 약해집니다. 각막은 고유한 강성을 유지해야 중심부가 불룩 튀어나오는 원추각막, 각막확장증 같은 질환에서 자유로울 수 있습니다. 바꿔 말하면 각막의 두께 변화는 곧 각막강성의 변화이고, 앞서 언급한 질환의 발생 가능성을 높이는 변수가 될 수 있습니다. 원추각막은 심한 경우 실명까지 초래하는 질환이고, 각막확장증은 각막수술 후 나타나는 합병증입니다. 두 질환 모두 치료법이 매우 제한적인데다 중증인 경우에는 각막이식술만이 유일한 치료 방법이 될 수 있

습니다. 각막수술로 시력을 교정하려 한다면, 근시가 심할수록 각막을 많이 깎아내야 하고 그럴수록 각막의 두께가 얇아져 합병증 가능성이 높아질 수밖에 없습니다.

게다가 잔여난시나 빛번짐도 경도근시보다 심하게 느낄 수 있습니다. 이는 본디 둥그렇던 각막의 굴곡이 레이저 시력교정수술 후에는 다소 편평하게 바뀌기 때문입니다. 근시와 난시 정도에 따라 편평도는 달라지겠지만 굴곡이 줄어든다는 점은 다르지 않습니다. 이런 형태 변화는 빛번짐이나 잔여난시의 원인이 되기도 합니다. 간혹 수술 후 실제 시력보다 체감 시력이 현저히 떨어지는 경우가 있는데 빛번짐이나 잔여난시와 같은 불편함이 남는 경우가 그렇습니다. 그러므로 각막의 형태 변화는 곧 시력의 질 저하로 이어집니다.

그림 2-5 | 양안 라식수술 후 절삭면이 각막 중심을 기준으로 잘 유지되고 있는 모습

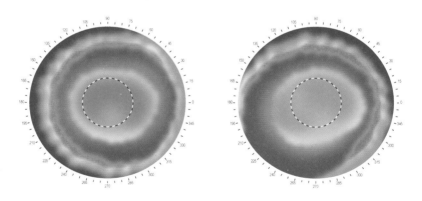

수술 후 절삭면의 색이 고르지 않은 경우, 각막이 울퉁불퉁해지고 부정난시 등이 생겼음을 예측할 수 있습니다.

이처럼 각막의 두께와 형태가 달라지면 눈의 안정성과 시력의 질에 영향을 미칠 수 있습니다. 그런데 고도근시는 각막절삭량이 많을 수밖에 없고, 그러자면 각막두께가 얇아지고 형태가 편평해지는 것을 피하기 어렵습니다. 반면 안내렌즈삽입술은 각막에 영향을 주지 않고 시력을 교정하는 방법이므로 각막안정성과 시력의 질 측면에서 보다 효율적이고 긍정적인 치료법입니다.

2) 야간시력 불편함을 최대한 줄일 수 있어요

수정체가 사물의 거리에 따라 형태를 달리한다면 동공은 빛의 세기에 반응합니다. 빛의 세기가 달라져도 눈 속으로 전달하는 빛의 양을 유지하기 위해 어두운 곳에서는 커지고 환한 곳에서는 작아집니다. 그래서 빛번짐 현상은 밤에 더 두드러지곤 합니다. 빛이 적은 곳에서도 동공은 많은 빛을 받아들이려 하니까요. 이 같은 동공의 특성 때문에 동공이 큰 것보다는 작은 것이 수술 후 야간 빛번짐을 최소화하는데 유리합니다.

우리 병원에서는 레이저 시력교정수술을 할 때는 동공 크기와 관계없이 각막을 깎아내는 범위를 다소 넓게 잡는 편입니다. 6.5mm를 기본으로 하되, 환자의 눈의 여러 지표 즉 시력의 정도를 비롯해 각막의 두께와 절삭량, 잔여각막두께, 고위수차 등을 종합적으로 고려해서 레이저를 쬐는 범위를 설정합니다. 절삭면이 클수록 수술로 인한 구면수차 증가폭이 줄어들어 야간 빛번짐을 제어할 수 있습니다. 그런데 고도근시에서는 제한된 각막두께 안에서 깎아내는 면을 늘리는 것이 쉽지 않습니다. 절삭면을 늘리는 만큼 절삭량도 많아져서 잔여각막을 충분히 남기는 것이 어려워지기 때문입니다.

절삭면, 즉 레이저를 쬐는 부분을 광학부라고 하는데 안내렌즈를 사용하면 광학부를 보다 쉽게 늘릴 수 있습니다. 눈 안에 들어가는 렌즈의 특성상 렌즈의 광학부를 각막에서의 광학부로 전환하면 훨씬 커지기 때문입니다. 렌즈의 광학부가 5.2mm라면 각막에서의 광학부 크기는 6.5mm가 됩니다. 안내렌즈삽입술에서 주로 사용하는 EVO+ICL evolution in visual freedom의 경우 -9 디옵터까지는 6.1mm의 광학부를 제공하는데, 이를 각막에서의 수치로 환산하면 7.6mm가 됩니다. 따라서 고도근시의 경우에는 시력의 질 특히 빛번짐 측면에서 안내렌즈삽입술이 레이저 시력교정수술보다 훨씬 유리합니다.

3) 수술 후 교정시력이 안정적으로 오래 지속됩니다

레이저 시력교정수술 이후 시력이 다시 나빠지는 경우가 있습니다. 이를 근시퇴행이라고 하는데 수술 전 근시의 정도가 심할수록, 교정할 양이 커질수록 근시퇴행이 될 가능성이 높아집니다. 실제로 중등도 이상의 근시 환자가 라식을 한 경우 15년이 지난 뒤 -1.66 ± 2.15 디옵터, 즉 매년 -0.11 디옵터씩 시력이 떨어졌거나 퇴행이 진행되는 것이 관찰되었다는 보고가 있습니다.[4]

이외에도 근시퇴행의 원인으로 두 가지를 더 고려할 수 있습니다. 첫번째는 깎아낸 각막이 다시 두꺼워지는 경우입니다. 레이저 시력교정수술 후 각막이 두꺼워지는 경우는 대부분 각막의 가장 바깥 쪽인 상피가 두꺼워지는 것입니다. 지난 2016년 연세대학교 원주의과대학 안과학교실 김선웅 교수팀과 제가 공동 진행했던〈한국인의 근시에 따른 각막두께 정량 분석〉에 따르면 고도근시 한국인은 평균 52.5 ± 3.3um의 상피 두께를 가지고 있었습니다.[5] 수술 이후 환자들의 각막상피가 증가한다는 것을 반증하는 기초 자료가 만들어진 것이고 이와 비슷한 보고는 수없이 많이 존재합니다. 실제로 제가 진료실에서 만난 근시퇴행 환자들의 대다수가 각막상피나 각막중심부의 두께가 증가한 경우였습니다.

근시퇴행의 또 다른 이유는 안축장이 길어지면서 각막두께와는 상관없이 근시가 진행되는 것으로 예상됩니다. 안축장은 각막에서 망막까지의 길이로 안축장이 길수록 근시가 심해집니다. 안축장은 태어날 때는 17mm 정도인데 만 3세까지 급격히 길어지다 성인이 되면 평균 24mm 정도가 됩니다. 성인이 되면 시력이 안정되듯 안축장 길이도 안정되는 것이 정상입니다. 그러나 현대인의 생활 패턴에는 안축장 증가를 부르는 여러 환경적 요인이 존재합니다. 근거리 작업 증가, 외부 활동 제약 등이

그림 2-6 | 정상 시력인 사람과 고도근시인 사람의 안축장 길이 비교

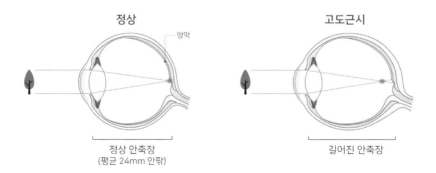

대표적입니다. 그래서 만 18세 이상, 6개월 이상 시력 변화가 없는 것을 확인한 후 레이저 시력교정수술을 했어도 안축장이 길어지면서 시력이 떨어지는 경우가 생깁니다. 고도근시에서는 그 가능성이 더 높고요.

반면 안내렌즈삽입술은 수술 후 시력이 떨어지는 빈도가 레이저 시력교정수술에 비해 상대적으로 낮습니다. 고도근시를 대상으로 안내렌즈삽입술과 레이저 시력교정수술을 12개월간 추적관찰했더니 최대교정시력의 소실을 평가하는 위험도, 대비 감도 그리고 환자들의 주관적 만족도 등에서 모두 안내렌즈삽입술이 우위에 있는 것으로 드러났습니다.[6] 우리 병원의 연구 결과도 마찬가지입니다. 2011년에 안내렌즈삽입술(전방렌즈 및 후방렌즈 사용)을 한 후 5년 동안 추적 관찰한 환자 386명의 데이터를 살펴본 결과, 5년이 지난 후에도 수술 직후의 교정값에서 큰 변화없이 시력이 안정적으로 유지되고 있음을 확인[7]할 수 있었습니다.

표 2-1 | 안내렌즈삽입술 5년 후 시력

	전방형 렌즈(홍채고정형)	후방형 렌즈(ICL)
눈 (남성:여성)	272 (85:187)	114 (16:98)
평균 연령	31.43 ± 5.42	31.32 ± 5.13
수술 전 시력 (구면대응수치)	-8.99 ± 2.49	-8.95 ± 2.37
전방 깊이	3.33 ± 0.22	3.19 ± 0.19
내피세포 수	3077.18 ± 369	3172.61 ± 359.49
최대교정시력 (*0=1.-0, -값은 1/0보다 잘 보이는 상태)	-0.01 ± 0.04	-0.02 ± 0.04

2021년 2월에는 고도근시에서 진행한 스마일과 안내렌즈삽입술을 6년간 추적 관찰한 비교 연구[8]가 발표되면서 안과 의사들의 이목을 집중시켰습니다. 고도근시에서 스마일과 안내렌즈삽입술의 수술 후 결과 차이가 어떻게 나타나는지 직접 비교한 논문이 많지 않은데, 6년이라는 긴 시간을 추적하는 것 또한 여간 어려운 일이 아니기 때문에 의사이자 연구자 입장에서 이런 논문은 단비처럼 반갑게 마련입니다. 이 연구의 결과 또한 고도근시에서 안내렌즈삽입술(홍채고정형 안내렌즈 알티플렉스를 사용한 경우)이 스마일에 비해 시력의 안정성과 효율성이 높다고 보고했습니다.

4) 렌즈를 제거하면 원래의 눈으로 돌아올 수 있어요

대부분은 수술을 하고 나면 원래대로 돌아갈 수가 없습니다. 수술로 인해 해당 조직의 구조가 바뀌기 때문입니다. 레이저 시력교정수술 역시 마찬가지입니다. 각막실질을 태워 없애거나 편(조각)을 만들어 제거하는 방식으로 수술이 진행되므로 다시 원래의 눈 상태로 돌아갈 수 없습니다. 그래서 모든 수술 전에는 아주 길고 자세하게 여러 검사 단계를 거칩니다. 가장 적합한 수술법을 선택할 수 있는 정보와 수술에 필요한 정보를 최대한 얻기 위함이고, 혹시 모를 부작용이나 합병증을 막거나 예상하는 데에도 정보는 많을수록 좋습니다. 검사로 얻는 정보뿐 아니라 환자의 일상과 주관적인 느낌 또한 중요합니다. 환자는 의사에게 생활습관이나 직업과 같은 부분까지 눈에 영향을 미칠 수 있는 모든 것을 세세하게 공유하는 것이 바람직합니다.

그렇게 조심스럽게 수술을 진행해도 정말 낮은 확률이긴 하지만 예기치 못한 부작용이나 합병증이 생길 수 있습니다. 레이저 시력교정수술을 했다면 이런 상황에서 교정 전으로 돌아갈 수 있는 방법이 없습니다. 각막을 추가 절삭하거나 불편한 증상을 완화하는 방법을 찾는 것이 할 수 있는 유일한 조치입니다. 반면 안내렌즈삽입술은 눈 안의 특정 위치에 렌즈를 넣어 시력을 교정하는 방법이므로 불편함이나 합병증이 생기면 렌즈를 빼내면 됩니다. 그렇게 수술 전 상태로 되돌린 후 다시 안경이나 콘택트렌즈을 착용함으로써 시력을 교정할 수 있습니다. 그래서 가역적인 시력교정법이라고 합니다.

물론 수술 후 렌즈를 제거하는 것은 아주 극소수이긴 합니다. 원상복구 가능한 수술법이라고 해서 단순변심으로 렌즈를 제거하는 일은 없으며, 있어서도 안 됩니다. 0.01%에도 미치지 못하는 아주 드문 경우이지만 뜻밖의 합병증으로 렌즈를 제거해야 할 때가 있는데, 이때 가역적이라는 안내렌즈삽입술의 장점을 최대한 살리려면 렌즈 제거 시점을 적절하게 판단해야 합니다. 초기 합병증은 대부분 눈의 구조와 기능을 심각하게 위협하지 않습니다. 다만 증상이 지속되면서 눈의 구조와 기능에 뚜렷한 변화가 생기거나 기능 저하를 일으킨다고 판단되면 주치의는 환자와 심도 깊은 정보를 나누며 렌즈 제거 시점을 결정해야 합니다. 주저하거나, 반대로 지나치게 낙관해서 적절한 시점을 놓치게 되면 렌즈를 제거해도 안구 내 손상이 남을 수 있습니다. 이런 상황을 예방하고 안내렌즈삽입술의 장점을 최대한 살리려면 수술 전의 여러 정보와 수술로 인한 득과 실을 충분히 공유하고, 수술 후에는 정기적으로 추적 관찰을 하는 것이 매우 중요합니다.

5) 만병의 근원인 자외선을 차단할 수 있어요 (ICL의 경우)

태양에서 출발한 빛은 파장에 따라 자외선-가시광선-적외선으로 나뉩니다. 밝음과 어두움, 색상을 구별하게 해 주는 가시광선을 중심으로 짧은 파장의 자외선과 긴파장의 적외선이 존재하는데, 잘 알려진 것처럼 자외선은 피부에도 나쁘고 눈에도 나쁩니다. 피부의 노화를 일으키듯 눈 속으로 침투하면 안과 질환을 유발합니다. 그래서 한여름 뙤약볕 아래, 스키장 같은 설원에서는 선글라스가 필수입니다.

그림 2-7 | 자외선이 눈에 미치는 영향

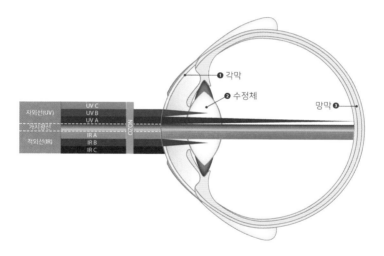

❶ 각막-광각막염: 과도한 자외선 노출로 인한 원추 및 결막의 일광 화상. 일시적인 통증, 심한 눈물, 눈꺼풀 경련, 밝은 빛으로 인한 불편, 동공 수축 등의 증상이 있을 수 있습니다.
❷ 수정체-백내장: 시간이 지날수록 수정체가 혼탁해지는 증상. 시력저하, 시각 장애, 실명으로 이어질 수 있습니다.
❸ 망막-황반변성: 망막이 의학적으로 손상된 상태. 시력이 흐려지고 시력을 상실할 수도 있습니다.

자외선은 파장에 따라 다시 UVA, UVB, UVC로 나뉘는데 종류에 따라 우리 눈에 흡수되는 깊이가 달라집니다. 이 깊이에 따라 자외선이 일으키는 질병도 달라집니다. 파장이 가장 긴 UVA는 수정체와 망막 사이를 채우고 있는 유리체를 넘어 망막까지 도달해 황반변성을 일으킵니다. 수정체까지 도달하는 UVB는 백내장의 주요 원인입니다. 나이가 들수록 백내장이나 황반변성이 많이 나타나는 것은 이 질환들이 자외선에 노출된 양에 비례해서 발생하기 때문입니다. 또한 자외선에 많이 노출될수록 증상도 심해집니다. 그러므로 선크림을 챙겨 바르듯 선글라스도 잘 챙겨 써야 합니다.

안내렌즈삽입술 중 후방렌즈인 ICL은 수정체 바로 앞에 자리하게 되는데 눈 안에서 선글라스 역할을 합니다. 이 렌즈 고유의 콜라머collamer 재질 자체에 자외선 차단 기능이 있기 때문입니다. 덕분에 백내장과 황반변성 예방 효과가 있다고 알려져 있습니다. 시력교정과 자외선 차단을 동시에 할 수 있는 셈입니다.

보통 성인이 되면 근시가 있어도 눈이 더 나빠지지는 않습니다. 일반적으로 성장기가 끝나면 키가 더 이상 크지 않듯, 눈도 성장이 끝나면 시력 변화가 줄어들어 안경 도수를 바꾸지 않아도 될 만큼 안정되기 때문입니다. 그래서 시력교정수술은 만 18세 이상이어야 할 수 있습니다. 그런데 성인이 된 후에도 눈이 나빠지는 경우가 있습니다. 요즘에는 온종일 스마트폰과 컴퓨터 모니터를 바라보는 등 나쁜 생활습관 때문에 이런 경우가 늘어난다는 것도 문제입니다. 이런 경우에는 시력교정수술을 할 수 없습니다. 시력교정수술은 눈 성장이 모두 끝난 후 시력변화가 없거나, 최대 1 디옵터 이내의 변화만 있는 경우에 가능합니다. 수술을 고려하고 있다면 면밀한 검사를 통해 자신의 눈에 가장 알맞은 방법을 찾는 것이 중요합니다. 검사 결과, 아래 내용에 해당하는 분들은 여러 시력교정수술 방법 중 안내렌즈삽입술을 시행하는 것이 가장 적합합니다.

레이저교정 시, 각막절삭량이 100um 이상으로 예상되는 경우

각막곡률이 편평한 경우

동공이 한국인 평균인 7.0mm보다 큰 경우

안구건조증이 심하거나 레이저 시력교정수술을 하면
건조증이 악화될 가능성이 높은 경우

각막 모양이 비대칭이거나 후면부 융기 등 이상소견이 있어서
수술 후 각막확장증의 위험이 예상되는 경우

아벨리노 각막이영양증 등의 각막에 선천성 질환이 있는 경우

1) 레이저교정 시, 각막절삭량이 100um 이상인 경우

근시와 난시를 합해 시력이 -6~7 디옵터 전후라면 교정을 위해 깎아내야 하는 각막의 두께가 100um를 넘어가게 됩니다. 깎아내는 양이 많을수록 잔여각막이 얇아질 수밖에 없는데, 잔여각막이 너무 얇으면 근시가 재발하거나 안구건조증으로 고생할 수 있으며, 심한 경우 각막확장증이 생길 수도 있습니다. 또한 결과적으로 재교정 가능성이 사라질 수도 있습니다.

시력교정수술을 하기도 전에 재수술을 고려해야 할까 반문할 수도 있습니다. 반드시 고려해야 한다고 말씀드리고 싶습니다. 드물기는 하지만 근시퇴행이나 시력저하를 이유로 재수술을 해야 하는 경우는 분명 존재합니다. 우리 병원에서는 0.2%[9]가 수술 후 5년 이내에 시력저하로 재수술을 했습니다. 스마트기기 사용 빈도와 도심 생활자가 늘면서 성인이 된 후에도 근시가 진행되는 것을 진료 현장에서 종종 확인하곤 합니다. 그러므로 재교정이 불가능할 정도로 각막을 깎아내는 것은 추천하기 어렵습니다.

재수술을 위해서는 두 가지 조건이 필요합니다. 먼저 첫 수술 때 깎아낸 각막두께와 재수술에서 절삭될 각막두께의 합이 130um보다 작아야 합니다. 또한 재수술 시 확보되어야 하는 잔여각막두께가 라식의 경우 400um, 라섹과 스마일은 380um 이상이 돼야 합니다. 한국인의 평균 각막두께가 530um 전후라는 것을 고려한다면, 첫 수술에서 100um 이상 각막을 깎아내면 재교정을 위해 사용 가능한 각막두께는 30um 이하, 잔여각막두께가 충분하지 않아 재수술을 고려할 수 없는 상황이 될 수 있습니다. 한편, 원래 각막두께가 얇은 편이었다면 첫 수술에서 절삭한 각

막이 적더라도 잔여각막이 충분하지 않아 재수술을 할 수 없는 경우도
있습니다.

따라서 각막절삭량이 100um 이상으로 예상된다면 안내렌즈삽입술을
고려해 볼 수 있습니다. 수술 전 각막두께, 수술 후 잔여각막두께를 면밀
히 확인하여 레이저 시력교정수술과 안내렌즈삽입술 중 어떤 방법이 본
인에게 더 합리적인 선택이 될 수 있을지 주치의와 충분히 상의해서 결
정하면 좋겠습니다.

2) 각막곡률이 편평한 경우

지난 2000년에 다른 병원에서 라식을 받고 같은 병원에서 4년 전 재
교정까지 받은 분이 얼마 전 우리 병원을 찾아왔습니다. 일상생활이 불
편할 정도로 시력이 떨어진 상태였는데, 특히 터널처럼 어두운 곳에서는
시력저하가 두드러지고 동체시력도 떨어져 운전을 할 수 없을 정도라고
호소하였습니다. 불편 증상은 4년 전 재교정을 받은 후 더욱 심해졌고,
왜 이렇게 된 것인지 그 이유를 알고 싶다고 했습니다.

앞에서 각막의 중앙을 기준으로 세밀하게 초점이 맺히는 정도를 분
석한 것을 고위수차라고 하며, 그 중 각막절삭으로 인해 중심부가 편평
해지면서 시력 불편함을 일으키는 것이 구면수차인데, 구면수차는 라식
후 많이 발생할 수 있다고 말씀드렸습니다. 그 분이 바로 그런 경우였습
니다.

이 환자의 각막지형도와 고위수차 정도를 보자마자 시력이 떨어진 이
유를 명확하게 설명할 수 있었습니다. 두 번에 걸친 수술로 인해 각막절

삭량이 많았고, 그로 인해 각막곡률이 지나치게 편평해진 탓이었습니다. 첫 수술에서 -8 디옵터, 4년 전 추가로 -2 디옵터를 재교정함으로써 총 -10 디옵터의 근시를 각막으로 교정했던 환자는 제가 진료할 당시 상비 측 각막곡률이 34 디옵터까지 떨어져 있었습니다. 근시교정을 위한 레이저 시력교정수술에서 각막곡률의 한계를 35 디옵터로 보는 견해가 지배적입니다. 즉, 수술 후 각막곡률이 적어도 35 디옵터는 되어야 하는데, 한계를 넘어설 만큼 교정한 탓에 구면수차와 코마수차가 엄청나게 증가하면서 시력의 질이 나빠진 것입니다.

구면수차의 정도는 각막이 편평한 정도 즉, 각막곡률에 따라 예측할 수 있는데, 근시 1 디옵터를 교정할 때 각막곡률은 0.7 디옵터씩 편평해집니다. 수술 전 각막곡률이 42 디옵터이고, 수술 교정량이 -8 디옵터였다면 수술 후 예측할 수 있는 각막곡률은 36.4 디옵터입니다. 계산식은 이렇습니다.

수술 전 각막곡률: 42 디옵터

수술 교정량: -8 디옵터

수술 후 예측 각막곡률: 42-(8X0.7) = 36.4 디옵터

그러므로 수술 전 각막곡률이 40 디옵터인 경우와 43 디옵터인 경우, 각막두께와 절삭량이 같더라도 수술 방법이 달라져야 합니다. 수술 후 예측 각막곡률 35 디옵터를 기준으로 할 때 수술 전 각막곡률이 40 디옵터인 경우는 안내렌즈삽입술, 43 디옵터인 경우는 레이저 시력교정수술을 우선 고려할 필요가 있습니다.

표 2-2 | -8 디옵터 레이저 시력교정수술 후 각막곡률 변화 예시

수술 전 각막곡률	40	41	42	43
수술 후 예측 각막곡률	34.4	35.4	36.4	37.4

각막곡률은 각막의 직경과 반비례하는 편이라서 각막 직경이 커질수록 각막곡률이 편평해지는 성향이 있습니다. 그러므로 각막 직경이 11.5~11.7mm로 평균보다 큰 경우에는 보다 면밀한 계산이 필요합니다.

20여 년 전 안내렌즈삽입술을 선뜻 결정하기는 어려웠을 거라 짐작이 됩니다. 4년 전 재교정 당시 안내렌즈삽입술을 했다면 어땠을까요? 제게는 그런 환자도 있습니다. 대학생이던 2010년 라식을 받았던 그는 2017년 시력저하와 야간시력 불편함을 호소하며 병원에 찾아왔습니다. 수술 후 2년까지는 아무런 불편함 없이 잘 지냈는데 차츰 시력이 떨어졌다더군요. 당시 시력은 오른쪽 0.5, 왼쪽 0.6, 양쪽 눈 모두에 근시가 다시 생긴 상태로 약물치료를 통해 시력이 0.9까지 호전되었습니다. 그리고 2021년 다시 병원을 찾은 그는 안경을 쓰고 있었습니다. 프로그래머로 일하는데다, 일상생활이 불편할 정도로 시력이 떨어져 안경을 쓸 수밖에 없었던 것이지요. 검사 결과 확인된 근시량은 양쪽 눈 모두 -2.50 디옵터. 레이저로 추가 교정을 한다면 37~40um의 각막절삭이 필요한 상황이었습니다. 그러나 이미 2010년에 110um 이상을 교정한 상태라 추가 절삭할 수 있는 각막의 두께는 최대 20um 정도였습니다. 다시 라식을 할 수는 없는 상황, 라섹을 한다 해도 잔여각막두께가 얇아 각막확장증 등 합병증이 염려되었습니다. 그래서 환자와 상의한 끝에 안내렌즈삽입술

로 재교정을 진행했습니다. 결과는 오른쪽 1.0, 왼쪽 1.2로 깨끗한 시력을 확보할 수 있었습니다. 이처럼 첫 번째 수술에서 각막절삭량이 많아 레이저로 재교정이 어려운 경우, 또는 각막곡률이 35~36 디옵터로 많이 편평해진 경우에는 안내렌즈삽입술이 좋은 선택지가 될 수 있습니다.

3) 동공이 한국인 평균보다 큰 경우

2006년 일본에서 라식과 관련해 동공 크기가 고위수차에 미치는 영향을 알아보기 위해 밝은 곳에서 검사한 동공 크기 4mm를 기준으로 더 큰 군과 작은 군을 비교한 연구[10]를 발표했습니다. 결과는 동공 크기가 큰 군에서 구면수차는 증가하고 대비감도는 감소한 것으로 나타났습니다. 대비감도는 경계가 분명하지 않은 사물이나 영역 사이에서 작은 밝기 변화를 알아보는 능력으로, 시력이 좋아도 대비 감도가 낮으면 사물이 선명하게 보이지 않고 침침하게 보일 수 있습니다. 시력의 질이 나빠지는 것입니다. 한편 동공 크기가 작은 군에서는 코마유사 고위수차가 증가한 것을 볼 수 있었습니다. 이 연구 결과는 동공 크기가 고위수차에 영향을 주며, 동공이 클수록 레이저 시력교정수술 후 야간 빛번짐이 문제가 될 수 있다는 점을 알려줍니다.

한국인의 평균 동공 크기는 야간 기준 7mm입니다. 동공이 평균보다 크면 레이저 시력교정수술을 할 때 광학부 즉 깎아내는 면의 크기를 키우는 방법으로 고위수차 발생을 최소화할 수 있습니다. 또한 물리적으로 광학부를 크게 확보할 수 있도록 보정하는 것이 꼭 필요합니다. 그런데 광학부를 키우려면 절삭량이 늘어나는 것이 불가피합니다. 그래서 고도근시이거나 각막이 얇으면서 동공이 큰 경우는 대부분 레이저 시력교정 수술을 할 수 없습니다. 또한 경도근시나 중등도 근시에 비해 교정의 세밀함은 떨어지고, 구면수차는 증가해 동공 크기가 같더라도 고도근시일수록 야간 빛번짐이 생길 가능성이 높아집니다.

반면 안내렌즈삽입술은 각막을 깎아내지 않으므로 고위수차가 크게 변하지 않습니다. 시력의 질을 좌우하는 변수의 변화를 최소화할 수 있습니다. 안내렌즈삽입술의 장점을 기술하며 언급했듯이, 렌즈를 삽입하면 고위수차 증가 없이 물리적으로 넉넉한 광학부를 확보할 수 있습니다. 안내렌즈의 광학부를 각막에서의 광학부로 환산하면 더 커지므로 렌즈의 광학부가 4.9~6.1mm일 때 각막에서의 광학부는 최대 7.6mm로 이상으로 환산되기 때문입니다. 그래서 동공이 큰 경우에는 안내렌즈삽입술을 시행하면 시력을 정확하게 교정하고 시력의 질 또한 담보할 수 있습니다.

4) 안구건조증이 심하거나 수술 후 증상 악화가 예견되는 경우

첫 장에서 안구건조증 때문에 라식을 할 수 없었던 사례를 소개했습니다. 15년 이상 렌즈를 착용해온 탓에 안구건조증이 심하고, 각막에 작은 점 같은 상처가 무수히 많아지는 각막미란도 생겼고, 각막 일부가 튀어나오기까지 한 분이었죠. 정도의 차이는 있지만 이런 경우를 생각보다 자주 접하곤 합니다. 시력교정수술을 원하는 분들의 80% 이상이 렌즈 착용자인 탓에 안구건조증을 앓고 있는 경우가 많기 때문입니다.

무슨무슨 병이 아닌 안구건조증(症)이라는 병명 때문인지 안구건조증을 불편한 증상 정도로 가볍게 여기는 경향이 있습니다. 눈이 좀 건조하고, 뭐가 들어간 것 같기도 하고, 충혈되기도 하는 건 피곤하면 생기는 증상 아니냐는 것이죠. 초기에는 그렇게 여길 수도 있습니다. 하지만 안구건조증은 방치하면 시력저하와 심한 충혈, 통증으로까지 이어질 수 있습니다. 이쯤에서 치료하지 못 하고 각막궤양 등 다른 질병으로 진행되면 시력을 위협할 수도 있는 질환입니다. 그래서 2017년에는 전 세계의 안구건조증 전문가들이 모여 'DEWS II 안구건조증 진단기준'[11]을 마련하기도 했습니다. 이 기준은 안구건조증을 '다양한 원인의 복합체로 다양한 증상을 동반하는 안구표면질환'이라고 규정하고 있습니다.

말 그대로 안구건조증의 원인은 실로 복잡합니다. 노화와 환경적인 요인, 시력교정수술이나 콘택트렌즈 착용처럼 외부적인 이유부터 눈에 알레르기가 있거나 눈물막이 불안정한 경우 등 눈의 기능적인 이유까지 매우 복잡한 기전으로 발생하는 질병입니다.

간단하게 설명하자면, 눈물이 만들어지는 양은 적고 증발(배출)되는 양은 지나치게 많기 때문입니다. 전체 안구건조증 환자의 20~30%는 눈물이 적게 나오거나 제대로 나오지 않습니다. 눈물샘에서 만들어진 눈물은 눈물관을 타고 흘러 배출되어야 하는데 여러 이유로 이 기능이 잘 이루어지지 않으면 안구건조증이 생깁니다. 몇몇 자가면역질환 중에는 눈물샘을 항원으로 인식하고 공격하는 경우도 있습니다. 자가면역질환은 면역반응이 잘못되어 외부에서 들어온 항원이나 세균이 아니라 자신의 몸을 스스로 공격하는 병입니다. 알레르기부터 루푸스까지 다양한 자가면역질환이 있는데 그 중 쇼그렌증후군, 베체트병, 류마티스성 관절염 등이 있으면 눈물샘을 공격해 안구건조증이 생기곤 합니다. 이 질환들은 여성들에게 더 많이 나타나므로 안구건조증 역시 여성에게서 더 많이 발

그림 2-8 | 눈물 구성도

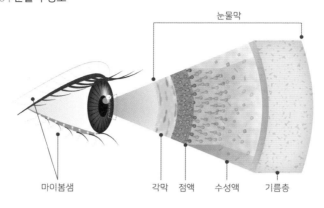

눈물은 각막에서 가까운 순서대로 점액층, 수성층, 지질층으로 나뉘며, 마이봄샘에서 지질이 잘 분비되어야 눈물이 각막을 보호하는 역할을 할 수 있습니다.

생하는 편입니다.

　안구건조증의 대부분(70% 이상)은 눈물이 빨리 증발되는 경우입니다. 눈물은 크게 3개의 층으로 나눌 수 있습니다. 각막에서부터 가까운 순서대로 점액층mucin layer, 수성층aqueous layer, 지질층lipid layer으로 구분되는데 눈물이 너무 빨리 증발하는 경우에는 지질층의 상태를 살펴볼 필요가 있습니다. 지질층은 눈꺼풀 가장자리의 마이봄샘meibomian gland에서 분비됩니다. 여기에서 기름이 원활하게 분비되어 눈물의 물 성분을 코팅해야 눈물이 잘 마르지 않고 각막을 보호할 수 있습니다. 그런데 마이봄샘 입구가 막혀 기름이 쉽게 배출되지 못하면 눈물이 잘 분비되더라도 빨리 마르게 됩니다.

　눈물이 부족해서 각막을 보호하는 제 역할을 하지 못하면 불편함을 넘어 각막질환으로 이어지고 시력까지 위협할 수 있습니다. 각막에 작은 상처가 생기는 각막미란을 비롯해 결막미란, 각막짓무름증, 각막궤양 등이 생기면 질환의 단계에 따라 적극적으로 치료해야 합니다. 각막질환연구회에서는 증상에 따라 안구건조증을 4단계로 진단하는데 단계에 따라 치료법이 달라집니다.

표 2-3 | 건성안 진단과 치료지침

출처: 각막질환연구회

	항목	Level I	Level II	Level III	Level IV
증상	안구자극증상	□ 가끔	□ 자주	□ 항상	□ 일상생활에 장애를 주는 정도
	시각증상	□ 가끔	□ 자주	□ 항상	□ 일상생활에 장애를 주는 정도
소견	각막/결막미란	□ Grade I 이하	□ Grade II	□ Grade III	□ Grade IV 이상
	TBUT	□ Variable (초)	□ 6~10초 (초)	□ 1~5초 (초)	□ Immediate
	Schirmer	□ Variable (mm)	□ 5<~≦10mn (mm)	□ 2<~≦5mn (mm)	□ 0~≦2mn (mm)
	결막충혈	□ 없거나 가벼운 충혈		□ 심한 충혈	
	눈꺼풀	□ 안검염		□ Trichiasis, Keratinization, Symblepharon	
	눈물층	□ 경한 Debris / Tear meniscus 감소		□ 심한 Debris / Mucus clumping	

■ 세부지침

I. 건성안 의증: 소견없이 증상만 있는 경우(안검염, 알러지 등 다른 질환이 배제되어야 함)

II. Grade I I : 결막충혈/결막미란/미세한 주변각막미란   Grade II : 주변부각막미란
   Grade III: 중심부각막미란   Grade IV: 심한 각결막미란 / 결막반흔

III. Level 평가가 어려운 경우 각막/결막 미란 소견에 가중치 부여하여 평가

IV. 양안 중 심한 눈을 기준 (매방문 시 동일한 눈으로 평가)

평소 안구건조증이 없었던 사람도 레이저 시력교정수술 후 일시적으로 눈이 건조해질 수 있습니다. 평소 안구건조증이 있었다면 수술 후 그 증상은 더욱 심해질 수 있습니다. 특히 라식은 각막절편을 만드는 과정에서 각막지각신경의 큰 줄기를 절단하게 됩니다. 이로 인해 '삼차신경-안면신경-눈물샘신경'을 통해 눈물 분비를 자극하는 눈물샘의 자기수복시스템reflex loop이 제 기능을 발휘하지 못하게 될 수 있습니다. 눈이 건조하다는 신호를 뇌로 보내지 못하는 것이지요. 한편 스마일과 라섹이 상대적으로 건조증을 덜 유발한다고는 하지만, 레이저 시력교정 수술 후에는 일정기간 동안 안구건조증을 지켜보아야 합니다.

반면 안내렌즈삽입술은 각막을 절단하거나 깎아내는 수술이 아니므로 안구건조증이 악화되는 것에서 자유롭다고 할 수 있습니다. 렌즈 삽입 과정에서 어쩔 수 없이 2.8~3mm 정도의 각막절개창을 만들기는 하지만 물리적으로 손상을 줄 정도는 아니어서 안구건조증이 일시적으로 발생하더라도 이내 회복되곤 합니다. 따라서 레이저 시력교정수술처럼 3~6개월간 지켜보는 과정은 필요하지 않습니다.

5) 수술 후 각막확장증 위험이 있는 경우

정상적인 각막은 타원처럼 완만한 곡선 형태입니다. 세상을 또렷하게 잘 보려면 빛이 둥그스름한 각막 표면에서 각기 다른 각도로 굴절되면서 망막에 초점이 맺혀야 합니다. 그런데 각막 중심부 혹은 그 아래가 얇아지면서 원뿔처럼 튀어나오는 경우가 있습니다. 이를 원추각막이라고 하는데, 튀어나온 중심부 때문에 안경으로는 교정되지 않는 난시가 생깁니

그림 2-9 | 정상각막과 확장된 각막

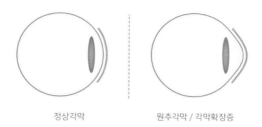

정상각막

원추각막 / 각막확장증

다. 당연히 사물이 흐릿해지고 때로는 밤눈이 어두워지고 빛에 민감해지기도 합니다. 원추각막은 방치하면 악화되는 질환이고 심해지면 실명되거나 각막이식까지 해야 하는 질환이라서 하드렌즈를 끼거나 각막교차결합술, 각막내링삽입술 등의 치료를 해야 합니다. 원추각막은 여성보다 남성에게 더 많이 생기고, 대부분 유전적인 이유나 눈을 자주 비비는 등의 생활습관으로 인해 생깁니다.

그런데 레이저 시력교정수술 후 원추각막과 비슷한 증상을 보이는 각막확장증이 생기는 경우가 있습니다. 사실 각막확장증은 매우 드문 질환인데, 시력교정수술 후 각막확장증이 생길 확률도 상당히 낮습니다. 거듭 말씀드리듯이 매우 드문 부작용으로 통상적으로 0.04~0.6% 정도로 보고되며, 우리 병원에서는 그보다도 낮아 0.01%에도 미치지 못합니다. 하지만 각막을 깎아서 시력을 교정하는 수술법에서는 잠재적인 위험이 늘 존재한다고 볼 수 있습니다. 아주 미미한 가능성일지라도 일단 발생하게 되면 환자와 의사, 나아가 가족과 병원까지 무척이나 힘들어질 수 있습니다. 예방이 최선인 것입니다.

각막확장증은 수술 방법에 따라 발생빈도가 다른데, 대부분 라식에서 발생하고 라섹과 스마일에서는 가능성이 낮은 것으로 알려져 있습니다. 그 이유는 이렇습니다. 각막의 단단함이 줄어들면 안압, 즉 각막을 밀어내는 눈 속의 힘 때문에 각막 뒤쪽이 먼저 볼록해지게 됩니다. 시간이 흐르면서 그 볼록함이 각막 앞쪽까지 전달되면 난시가 증가하고 시력이 떨어지는 수순을 밟게 됩니다. 그래서 레이저 시력교정술 중에서는 각막절편을 만드는 과정에서 각막의 단단함을 상대적으로 많이 훼손하는 라식에서 각막확장증이 더 많이 발생하곤 합니다.

안타깝게도 아직까지는 각막확장증 발생 가능성을 수술 전에 100% 예상할 수 있는 방법이 없습니다. 다만, 각막절삭량이 많은 라식 후에 많이 발생하는 것에서 알 수 있듯 각막절삭량을 기준으로 각막의 두께 변화를 예측할 수는 있습니다. 여러 검사 정보 또한 각막확장증의 힌트가 될 수 있습니다. 각막확장증이 생기기 전 각막 뒤쪽이 먼저 볼록해지므로, 수술 전 각막 앞면과 뒷면의 볼록한 정도를 파악해 각막확장증 가능성을 예측하는 것입니다. 각막지형도검사에서 각막 위아래의 비대칭 소견, 비틀어진 난시 패턴, 각막상측부의 편평화 정도를 잘 관찰하고, 전산화 각막단층촬영corneal tomography을 통해 각막의 앞쪽과 뒤쪽을 모두 확인한 후 각막확장증 가능성을 평가하는 것이지요.

원추각막과 수술로 인해 생기는 각막확장증 모두 초기에는 증상이 없어서 의사도 놓치기 쉽습니다. 다행히 최근에는 각막 후면을 정확하게 평가하는 진단기기가 발전한 덕분에 각막의 모양뿐 아니라 생체역학 분석을 더해 각막확장증 예측의 정확도를 높이고 있습니다. 각막은 강한 바람이 불면 출렁이게 되는데 이 출렁임을 수치로 환산하면 각막이 얼마나 단단한지 알 수 있습니다. 이렇게 알아낸 각막의 경도와 건강지표를 물리적

그림 2-10 | 각막의 강도와 모양을 동시에 분석할 수 있는 코비스 Covis-ST 측정 사례

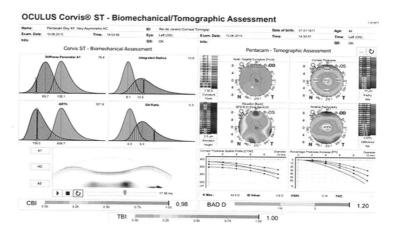

각막 전면과 후면의 높낮이를 통해 각막지형도를 나타내는 3차원 전안부 CT 촬영pentacam 과 각막의 생체역학적 반응을 평가하는 코비스를 동시 촬영해 각막의 강도와 형태를 검사 하고 생체역학 분석을 통해 각막확장도 위험도를 예측할 수 있습니다.

으로 표현한 코비스corvis 검사가 각막확장증 예측의 중요한 지표로 활용 됩니다. 각막이 단단하면 두께 대비 조금 더 깎아도 되지만, 각막이 말랑 말랑한 편이라면 상대적으로 절삭량을 줄여야 하기 때문입니다.

　이런 과정을 통해 각막두께가 정상 범주보다 얇거나 비대칭 소견이 심 하거나 단단하지 않다고 파악되면 안내렌즈삽입술로 시력을 교정하는 것이 안전합니다. 실제로 왼쪽 눈의 각막비대칭이 심해 몇 년간 지켜보 기만 했던 환자에게 안내렌즈삽입술을 한 경험이 있습니다. 각막두께는 얇고 나이도 20대 초반으로 어린 편이어서 몇 년간 지켜보며 수술 적합 성을 살피다가 시력이 안정된 것을 확인하고는 안내렌즈삽입술을 시행

했습니다. 그 결과 환자는 만족스러운 시력을 얻을 수 있었습니다.

각막확장증 위험도가 높지 않더라도 외상이나 질병으로 각막혼탁이 남아 있는 등 각막 형태가 달라진 경우에도 안내렌즈삽입술이 효과적입니다. 아폴로눈병으로 알려진 유행성각결막염이나 렌즈 트러블이 각막궤양으로 발전한 경우 역시 치료 후에 각막혼탁이 남을 수 있는데, 혼탁해진 부분의 깊이에 따라 레이저 시력교정수술을 할 수 없는 경우도 있습니다. 그럴 때 역시 안내렌즈삽입술이 시력을 교정하는 효과적인 방법이 될 수 있습니다.

6) 각막에 선천성 질환이 있는 경우

각막에 하얀 가루 같은 침착물이 생기는 유전 질환을 아벨리노 각막이영양증이라고 합니다. 1988년 이탈리아의 아벨리노 지역에서 미국으로 이민 온 가족의 구성원에게서 처음 발견되었기 때문입니다. 이 병은 레이저 시력교정수술을 할 수 없는 대표적인 질환입니다. 질병을 무시하고 레이저로 각막을 깎으면 반점이 급격히 늘어나면서 실명을 할 수도 있기 때문입니다.

아벨리노 각막이영양증이 있는 경우, 10대 때 하얀 반점이 한두 개씩 생기다가 시간이 흐를수록 반점이 증가하는 경향이 있습니다. 하지만 각막수술을 하지 않으면 크게 위험하지는 않습니다. 그러므로 아벨리노 각막이영양증이 있는데 시력을 교정하기 원한다면 안내렌즈삽입술만이 대안이 될 수 있습니다.

2000년대 초중반까지만 해도 아벨리노 각막이영양증 치료를 위해 레

그림 2-11 | 아벨리노 각막이영양증이 있는 눈

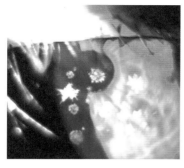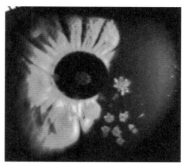

양쪽 눈에 아벨리노 이영양증이 있는 환자의 수술 전(좌) 수술 8년 후(우) 각막의 흰
반점이 시력을 위협할만큼 증가하지 않았고 시력도 1.2 이상 유지되고 있습니다.

이저로 반점이 생긴 각막을 깎아내기도 했습니다. 그런데 일시적으로 나
아질 뿐 오히려 수술 후 급격히 악화되어 각막이식술을 해야 하는 경우
가 생기곤 했습니다. 지금은 아벨리노 각막이영양증이 있을 때 레이저
시력교정수술을 하면 안 된다고 금기증으로 분류하고 있습니다. 따라서
레이저 수술 전 이 병이 있지는 않은지 반드시 확인해 보아야 합니다. 세
극등 현미경검사로 하얀 반점을 확인할 수 있는데, 아직 반점이 나타나
지 않은 경우도 확인하기 위해 DNA검사를 진행하고 있습니다.

안타깝게도 아벨리노 각막이영양증은 한국인을 포함한 동아시아인에
게서 많이 발생하며, 우리나라의 경우 인구 870명당 1명꼴로 발생하는
것으로 알려져 있습니다. 현재 인구에 대입하면 약 57,000여 명이 이 질
환을 앓고 있을 것으로 추측됩니다.

05 | 안내렌즈삽입술은
    정말 안전한가요?

    안내렌즈삽입술을 권하면 처음에는 대부분 거부감을 느낍니다. 눈 안에 인공적인 무언가를 넣어야 한다는 것이 낯설고 두려워 피하고 싶어합니다. 어떤 이유로 신체의 일부분을 제거하는 것과 인공 보형물을 넣는 방법 중 선택해야 한다면 어느 것을 선택하시겠습니까? 사실 둘 다 두려운 일입니다. 사람마다 선택지는 다르겠지만, 가장 좋은 것은 현재의 몸 상태를 가장 효과적으로 개선할 수 있는 방법을 찾는 일입니다. 그러기 위해 대부분은 다른 이들의 경험에 귀를 기울입니다. 안타깝게도 안내렌즈삽입술은 경험자가 적다 보니 수술을 앞둔 분들에게 힘이 될만한 생생한 후기도 찾기 힘든 것이 현실입니다. 그래서 다른 병원에 가면 방법이 있지 않을까 하는 마음으로 진료실을 나서는 분들도 있습니다.

    눈 안에 인공물을 넣는 수술은 이미 대중적이라고 할 수 있습니다. 노년기에 많이 하는 백내장 수술은 불투명하게 흐려진 수정체를 인공수정체로 대체하는 수술입니다. 전신으로 확대하면 인공 보형물을 넣는 수술은 다양합니다. 인공관절술부터 치아 임플란트 그리고 다양한 성형수술까지, 현재 사용되고 있는 인공 보형물들은 오랜 역사를 두고 안전하면서도 인체에서 제 기능을 다할 수 있는 방법으로 발전해 왔습니다.

그림 2-12 | 초창기 렌즈와 최신형 렌즈

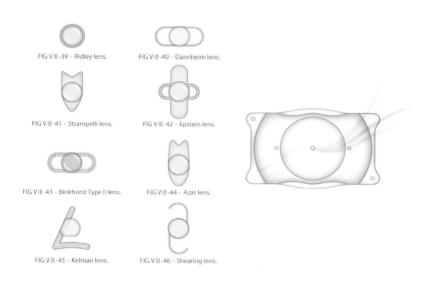

날개는 얇게, 재질은 부드럽게, 표면은 매끈하게 가공된 초창기 렌즈들(좌). 방수의 흐름까지 자유롭게 만든 최신형 렌즈 ICL V4c(우).

안내렌즈 역시 마찬가지입니다. 인체에서 활용하는 다른 인공 보형물처럼 안내렌즈도 긴 역사를 두고 발전해왔습니다. 최초의 안내렌즈는 수정체를 잃은 환자들을 위한 인공 수정체였습니다. 1953년 13mm의 렌즈를 각막과 홍채 사이인 안구의 전방에 삽입했는데, 이때는 전방의 직경과 렌즈 크기를 정확하게 맞추기 어려워 삽입한 렌즈가 움직이면서 각막 내피세포를 손상시키거나, 홍채염을 일으키고 방수의 흐름이 막혀 안압이 높아지는 등의 부작용이 생기기도 했습니다.

방수는 각막과 수정체 사이에 흐르는 맑은 액체로, 각막의 형태를 유지하고 각막과 수정체에 영양분을 공급하고 눈의 압력을 일정하게 유지하는 역할을 합니다. 섬모체에서 만들어진 방수는 수정체와 홍채 뒷면을 타고 동공을 통해 전방으로 넘어간 뒤 전방각으로 빠져나갑니다. 이렇게 방수는 쉼없이 흘러 나가고 또 흘러 들어와야 하는데 이 흐름이 막히면서 문제가 생긴 것입니다. 이런 과정을 겪으면서 안내렌즈는 비약적인 발전을 겪게 되었고, 1980년대에 들어서는 마침내 근시교정을 위한 안내렌즈가 등장하게 됩니다. 오목렌즈를 가공한 인공 렌즈를 활용해 지금의 안내렌즈삽입술의 개념이 소개된 것인데요, 그 이후 다양한 시행착오와 연구를 거쳐 지금에 이르게 되었습니다. 렌즈의 형태와 미세 수술법 등이 차근차근 발전해왔고 2000년대에 들어서면서 안내렌즈삽입술은 시력교정수술의 하나로 중요한 비중을 차지하게 됩니다.

지금은 삽입할 렌즈의 크기를 정교하게 예측해 렌즈가 눈 안에서 움직이면서 생기는 부작용은 거의 없는 편입니다. 다시 말하면, 안내렌즈삽입술의 핵심은 눈에 꼭 맞는 크기의 렌즈를 선택하는 것이라고 할 수 있습니다. 그래서 의사들은 다양한 방법으로 최적의 렌즈 사이즈를 예측합니다. 여러 검사 결과를 활용하고 렌즈 회사에서 제공한 계산기에 자신의 수술 노하우를 더해 환자의 눈에 알맞은 렌즈를 찾아냅니다. 최근에는 불가피한 오차마저 줄이기 위해 인공지능을 활용해 렌즈 사이즈를 예

그림 2-13 | 방수의 흐름도

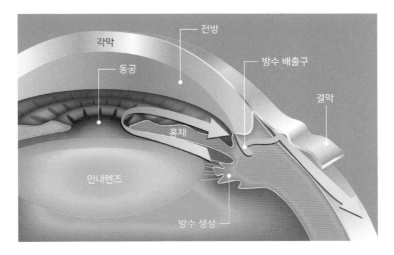

섬모체에서 만들어진 방수는 홍채를 타고 돌아 전방에서 전방각을 통해 눈 밖으로 배출됩니다.

측하는 기술도 개발되고 있습니다.

또한 방수의 흐름이 막혀 생기는 안압 상승은 홍채에 작은 구멍을 내 방수 흐름을 유지하는 홍채절개술을 통해 예방해왔습니다. 그러다 2015년 렌즈 중앙에 방수가 들고 날 수 있도록 작은 구멍을 낸 렌즈가 개발되었습니다. 눈에 최적화된 렌즈 형태와 부작용과 불편을 최소화하는 수술법의 발달로 안내렌즈삽입술은 이제 여느 시력교정수술에 견주어도 부족함 없는 안정적인 수술이 되었습니다.

안내렌즈삽입술을 할 수 없는 경우

안경이나 렌즈를 더 이상 착용하지 않기 위해 찾아온 환자를 돌려보내야 하는 경우도 있습니다. 여러 검사를 통해 환자에게 가장 적합한 수술을 찾는 것이 시력교정병원에서 일하는 우리들의 일이지만, 모든 눈을 다 교정할 수 있는 것은 아닙니다. 안타깝게도 거절해야 하는 때도 있습니다. 여기서 안 해 주면 다른 병원으로 가겠다고 해도 어쩔 수 없는 경우가 있습니다. 레이저 시력교정수술을 할 수 없을 때 대부분은 안내렌즈삽입술을 권하지만 그마저도 권할 수 없는 상황도 있습니다. 아래와 같은 경우가 그렇습니다. 환자의 상태에 따라 면밀한 검사와 충분한 상담으로 일부 수술이 가능한 경우도 있을 수 있지만, 통상적으로는 아래의 경우에 해당한다면 안내렌즈삽입술을 시행하기 어렵다고 판단합니다.

★ 내피세포 수가 2,000cells/mm^2 이하
★ 각막 직경이 10.8~11.0mm 이하
★ 전방의 깊이가 2.8mm 이하(안내렌즈의 종류에 따라 알티산/알티플렉스의 경우 3.0mm)
★ 급성기의 안구 내 염증
★ 녹내장 진단 후 치료 중인 상태
★ 안압이 21mmHg 이상인 경우
★ 과거에 망막박리가 있었던 경우
★ 백내장이 있는 경우
★ 재발성 혹은 만성 포도막염을 앓았거나 현재 치료 중인 경우
★ 근시성 혹은 노화로 인한 황반변성이 있거나 현재 치료 중인 경우
★ 만 18세 미만으로 성장기가 끝나지 않은 경우

참고문헌

1   Kaiserman I, Sadi N, Mimouni M et al. Corneal Breakthrough Haze After Photorefractive Keratectomy With Mitomycin C: Incidence and Risk Factors. Cornea 2017;36:961-966.

2   Javadi MA, Mirbabaei-Ghafghazi F, Mirzade M et al. Streoid Induced Ocular Hypertension Following Myopic Photorefractive Keratectomy. J Ophthalmic Vis Res. 2008 Jan; 3(1): 42-46.

3   Ryu IH. Long term results of SMILE. Sichuan Ophthalmology Conference 2021, supported by Carl-Zeiss Korea.

4   Alio JL, Soria F, Abbouda A, Pena-Garcia P. Laser in situ keratomileusis for -6.00 to -18.00 diopters of myopia and up to -5.00 diopters of astigmatism: 15-year follow-up. J Cataract Refract Surg 2015;41:33-40.

5   Kim BJ, Ryu IH, Lee JH, Kim SW. Correlation of Sex and Myopia With Corneal Epithelial and Stromal Thicknesses. Cornea 2016;35:1078-1083.

6   Barsam A, Allan BDS. Excimer laser refractive surgery versus phakic intraocular lenses for the correction of moderate to high myopia. Cochrane Database of Systematic Reviews 2014, Issue 6. Art. No.: CD007679.

7   안내렌즈삽입술의 장기 결과를 추적 관찰한 이 자료는 2017년 서울에서 개최된 STAAR Surgical ICL User Meeting in Seoul 에서 발표했습니다.

8   Yildirim Y, Cakmak S, Sucu ME, et al. Comparative study of small-incision lenticule extraction and phakic intraocular lens implantation for the correction of high myopia: 6-year results. J Cat Refract Surg. 2021;47:221-226.

9   비앤빛 강남밝은세상안과의 레이저 시력교정수술 후 재수술환자(2016년 수술자 중 2020년 말까지 시력저하로 재수술을 받은 경우) 비율, 비쥬웍스 Inc. 임상연구팀.

10 Oshika T, Tokunaga T, Samejima T et al. Influence of Pupil Diameter on the Relation between Ocular Higher-Order Aberration and Contrast Sensitivity after Laser In Situ Keratomileusis. Investigative Ophthalmology & Visual Science, April 2006, Vol. 47, No. 4: 1334-1338.

11 Dry eye is a multifactorial disease of the ocular surface characterized by a loss of homeostasis of the tear film, and accompanied by ocular symptoms, in which tear film instability and hyperosmolarity, ocular surface inflammation and damage, and neurosensory abnormalities play etiological roles.

안내렌즈삽입술,
해 보니까 어때요?

- [ ] _____
- [ ] _____
- [ ] _____
- [ ] _____

◆ **점탄물질(OVD, Ophthamic Viscoelastic Device)**
  점액성 탄성물질. 젤리와 같은 고분자 화합물로 눈의 구조를 유지하고 각막내피세포를 포함한 안
  구조직을 수술 충격에서 보호할 목적으로 안과 수술 중에 사용합니다.

안내렌즈삽입술은 어떤 렌즈를 선택하느냐에 따라 수술 결과가 달라진다고 해도 과언이 아닙니다. 환자의 눈에 잘 맞는 렌즈를 잘 맞는 자리에 고정하는 것이 이 시력교정법의 핵심입니다.

안내렌즈의 자리는 홍채를 기준으로 정해집니다. 눈의 색을 결정하는 홍채를 기준으로 앞쪽을 전방, 홍채 뒤쪽부터 수정체까지의 공간을 후방이라고 하는데 이 중 어느 곳에 자리잡느냐에 따라 전방렌즈와 후방렌즈로 구분합니다.

예전에는 안내렌즈삽입술 1~2주 전, 레이저로 홍채절개술을 먼저 시행했습니다. 이를 통해 수술 후에도 적정 안압을 유지하고 녹내장이 생기는 것을 예방할 수 있었습니다. 렌즈가 정상적인 방수의 흐름을 방해하지 않도록 선제적 조치를 취했던 것입니다. 하지만 최근 시행되는 안내렌즈삽입술은 대부분 광학부 중간에 방수가 드나드는 구멍을 만든 안내렌즈

ICL, Glaze, IPCL를 사용하고 있어 따로 홍채절개를 하지 않아도 됩니다.

그림 3-1 | 전방렌즈와 후방렌즈

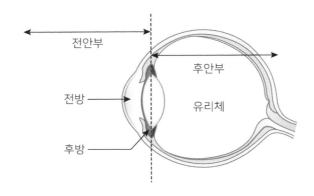

표 3-1 | 주요 안내렌즈 비교

삽입위치	고정 위치	렌즈명	렌즈크기	광학부 크기	특징
전방	홍채	알티산	8.5mm	5mm 6mm	하드렌즈
		토릭 알티산			하드렌즈, 난시 동시교정
		알티플렉스			소프트렌즈
		토릭 알티플렉스			소프트렌즈, 난시 동시교정
후방	섬모체고랑	ICL 토릭ICL	12.1mm 12.6mm 13.2mm 13.7mm	렌즈 크기와 도수에 따라 다름	홍채절개술 불필요

1) 전방렌즈

전방렌즈는 고정 방법에 따라 홍채고정형과 전방각지지형으로 나뉘는데 우리나라에서는 홍채고정형 전방렌즈를 주로 사용합니다.

홍채고정형 전방렌즈에는 알티산artisan과 알티플렉스artiflex가 있습니다. 두 렌즈의 차이는 하드렌즈와 소프트렌즈의 차이와 같습니다. 알티산렌즈가 PMMA 재질의 하드렌즈라면, 알티플렉스는 광학부를 부드러운 재질로 만든 소프트렌즈인 셈입니다. 환자의 시력 정도에 따라 근시만 교정하는 일반렌즈를 선택할 수도 있고 근시와 난시를 동시에 교정할 수 있는 난시용렌즈인 토릭 알티산toric artisan, 토릭 알티플렉스toric artiflex를 사용할 수도 있습니다.

수술 전 난시 정도에 따라 일반렌즈를 사용할지, 난시교정용인 토릭렌즈를 사용할지 결정합니다. 저는 통상 난시 2 디옵터를 기준으로 이보다 적으면 일반렌즈를, 2 디옵터 이상이라면 토릭렌즈를 추천합니다.

> ★ 류익희 원장이 전방렌즈를 선택하는 기준
> **근시 디옵터 무관, 난시 1.5 디옵터 이내: 알티플렉스**
> **근시 6 디옵터 이상, 난시 2 디옵터 이상: 토릭 알티플렉스**
> **근시 6 디옵터 이상, 난시 2 디옵터 이상, 전방 깊이 3~3.2mm 사이:**
> 토릭 알티산(5mm)

하지만 이는 기준일 뿐, 수술 대상자에 따라 근시와 난시의 비중, 전체 난시에서 각막 난시가 차지하는 비중, 각막지형도상 난시 패턴과 크기, 각막 크기, 전방 깊이 그리고 렌즈 자체의 특징과 크기까지 고려해 렌즈

를 결정합니다. 전방렌즈의 전체 크기는 8.5mm, 광학부의 크기는 5mm
와 6mm 두 종류가 있습니다.

그림 3-2 | 알티산과 알티플렉스

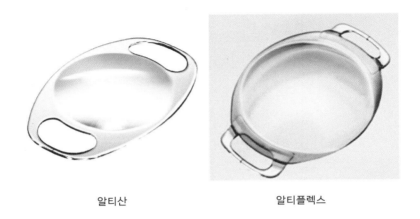

알티산   알티플렉스

　전방렌즈는 재질에 따라 수술 방법이 조금 달라집니다. 하드렌즈인 알
티산을 눈 안에 넣으려면 광학부 크기만큼, 5~6mm 정도 각막을 절개해
야 합니다. 반면 소프트렌즈인 알티플렉스는 렌즈를 삽입용 카트리지에
넣은 후 렌즈 일부를 돌돌 말아서 넣으면 됩니다. 덕분에 2.8~3mm 정도
만 절개해도 충분해 수술이 가능하고 회복도 더 빠릅니다.
　절개창 크기는 난시교정과 밀접합니다. 각막을 절개할 때 0.5 디옵터
정도의 난시가 생기는데, 절개창이 5~6mm일 때는 1~2 디옵터의 난시
가 생깁니다. 이 원리를 응용하면 난시를 자연스럽게 교정할 수 있습니
다. 난시의 방향에 따라 각막과 결막 경계 부분을 절개해 난시를 제거하

는 방법으로 각막이완절개술limbal relaxing incision이라고 합니다. 이때 안내렌즈 삽입구를 동공 쪽으로 더 가깝게, 더 크게 만들수록 더 많은 양의 난시를 교정할 수 있습니다. 난시교정을 위해 각막을 새로 절개하지 않아도 되는 것이지요. 단, 이 방법을 얼마나 적절하게 활용하느냐는 의사 개인의 경험에 비례한다고 볼 수 있습니다. 자칫하면 난시를 과도하게 교정하거나 기존 축과 어긋난 새로운 난시 축이 생길 가능성도 있습니다. 수많은 반복과 누적된 수술 경험이 각막 절개를 통한 난시교정술의 정확도를 좌우합니다.

전방렌즈의 단점은 각막 내피세포가 줄어들 가능성이 있다는 점입니다. 내피세포는 전방의 깊이 그리고 렌즈와 각막내피와의 거리CD, Critical Distance에 영향을 받게 됩니다. 오목렌즈는 렌즈의 중심보다 주변부가 두꺼워서 렌즈와 각막내피 사이가 가까워지게 됩니다. 눈이 나쁠수록 렌즈가 두꺼워질 테니 이 거리는 더 좁아지게 됩니다. 자연히 내피세포가 손상될 위험도 높아집니다. 그래서 저는 12~13 디옵터 이상의 초고도근시에서는 광학부가 더 작은 5mm의 알티산렌즈를 선호합니다.

전방렌즈의 수술 시간은 5~10분, 양쪽 눈을 같은 날 수술하는 것이 원칙입니다. 이때 교차감염을 막기 위해 한쪽 눈을 먼저 수술한 뒤, 수술을 새로 시작하는 것처럼 모든 기구와 소독을 처음부터 실시해 반대쪽 눈의 수술을 준비합니다. 만일 안내염 등 감염이 우려되는 경우에는 한쪽 눈을 먼저 수술하기도 합니다. 수술 후에는 1시간 정도 회복시간을 보낸 뒤 안압 등을 체크하고 집으로 돌아갑니다.

전방각지지형렌즈는 국내에서는 꽤나 낯선 형태의 렌즈입니다. 6mm의 광학부를 가진 이 렌즈는 상하좌우 4개의 지지부를 이용해 전방각

그림 3-3 | 전방각지지형렌즈

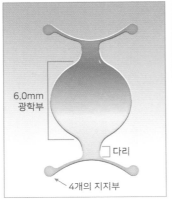

6.0mm
광학부

다리

4개의 지지부

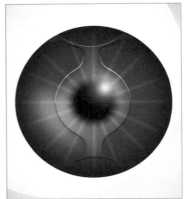

내 일정한 위치에 세로로 고정시키는 유형입니다. 홍채고정형보다 고정하기는 수월하지만 동공 형태가 달라지고, 내피세포가 급격하게 줄어드는 등의 이유로 2014년 국내 도입된 지 얼마 지나지 않아 자취를 감췄습니다.

전방렌즈 수술법

① 수술 1~2주 전 레이저를 이용한 홍채절개술을 먼저 합니다.

② 수술 1~2시간 전, 동공을 작게 만드는 '축동제'를 점안합니다.

③ 예방적 차원에서 항생제 안약을 넣고 수술 준비를 합니다.

④ 수술실에 들어왔습니다. 수술용 침대에 누워 마취점안제를 넣고 수술할 눈 주변으로 베타딘 등으로 소독하면 수술 준비가 끝납니다.

⑤ 눈의 12시 방향을 기준으로 각막과 결막의 경계 부위를 3.2~6mm 절개합니다. 환자의 난시 방향에 따라 주절개창의 위치는 조금씩 달라질 수 있습니다.

⑥ 렌즈를 고정할 보조팁이 들어갈 작은 절개창을 10시와 2시 방향에 만들고, 히알루론산 수술용 점탄물질을 넣어 눈 속 공간을 확보합니다.

⑦ 렌즈를 카트리지에 장착하고, 12시 방향에 만들어 놓은 주절개창을 이용하여 눈 속으로 삽입합니다.

⑧ 렌즈는 수평으로 자리잡아야 하므로, 삽입된 렌즈를 90도 돌려 9시~3시 방향으로 정렬시킵니다.

⑨ 홍채와 렌즈를 고정하기 위한 보조팁을 10시, 2시 방향에 만들어 놓은 절개창으로 삽입하고, 렌즈 포셉을 주절개창으로 넣어 렌즈를 잡은 뒤 좌우 날개 부분에 홍채를 걸어 고정합니다.

⑩ 렌즈 위치가 안정적인 것을 확인하면 BSS balanced salt solution 용액을 이용해 눈 속의 점탄물질을 모두 제거합니다.

⑪ 5~6mm 이상의 주절개창을 이용하여 알티산렌즈 삽입술을 했다면 필요에 따라 1~3 바늘 봉합을 할 수도 있습니다.

2) 후방렌즈

후방에 있는 섬모체고랑ciliary sulcus에 고정하는 후방렌즈는 ICL Implanted Contact Lens이 선두주자입니다. 우리 병원만 해도 2010년 이전에는 전방 렌즈와 ICL의 선택 비율이 9:1 정도였는데 2021년 현재는 100% 후방렌 즈로 전환되었습니다. 광학부 중앙에 미세한 구멍hole을 만든 ICL의 독 특한 디자인 덕분에 수술 전 홍채를 미리 절개해야 했던 과정을 생략 해도 수술 후 방수의 흐름에 문제가 생기지 않았기 때문입니다. 0.4mm 도 안 되는 작은 틈이 수술 단계를 획기적으로 줄인 것입니다. 덕분에 시력을 교정하면서도 눈의 대사에는 영향을 주지 않는 유일한 렌즈인 ICL이 지금은 후방렌즈를 넘어 안내렌즈삽입술의 대표 주자로 손꼽힙 니다. 눈으로 보기에는 작은 변화이지만 안내렌즈삽입술 전문의 입장에 서는 가히 혁명적인 변화라고 생각합니다. 수술 단계를 줄인 것을 넘어 장기적으로는 백내장과 녹내장 등의 합병증 해소에도 큰 기여를 했기 때문입니다.

2002년 처음 등장한 ICL이 안내렌즈삽입술의 주류가 된 것은 2012 년부터였습니다. 일본 키타사토Kitasato 대학의 키미야 시미즈Kimiya Shimizu 박사가 안내렌즈의 중앙에 구멍을 만들면 방수역학에 어떤 변화 가 있는지를 연구한 논문을 발표한 시점이지요. 이때부터 중앙홀에 대한 논의가 구체화되었고, 2015년 마침내 기존의 ICL에 0.36mm(360um) 크 기의 중앙홀이 개발자의 이름을 딴 케이에스-아쿠아포트ks-aquaport라 는 이름으로 탑재되어 유럽과 아시아에 소개되었습니다. 그리고 이듬해인 2016년에 왜 360um 크기의 중앙홀을 채택했는지에 대한 추가 논문이 발 표되었습니다.

그림 3-4 | 중앙홀이 있는 ICL과 기존 ICL의 방수 궤적 분포

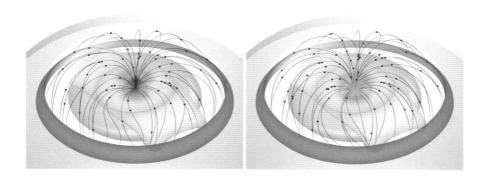

그림 3-5 | 중앙홀 크기에 따른 방수 흐름 분포

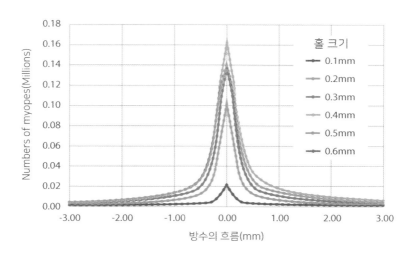

중앙홀이 0.4mm(400um)일 때 방수가 가장 활발하게 흐른다는 것을 볼 수 있습니다.[12]

이쯤 되면 궁금증이 한 가지 생깁니다. 렌즈 한가운데 구멍을 뚫으면 시력에 영향을 주게 되지 않을까요? 예를 들어, 가운데 구멍이 난 안경을 쓰고 있다면 그 구멍이 시야에 걸려 거슬릴 것이고, 구멍이 있는 부분과 없는 부분이 다르게 보일 테니 시력에 부정적인 영향을 주게 될 것입니다. 상식적이라 할 수 있는 이 질문을 중앙홀을 개발한 시미즈 박사도 했으리라 봅니다. 중앙홀에 의한 방수역학 논문을 발표하기 전 중앙홀이 시력의 질에 영향을 미치는지에 대한 연구를 먼저 진행한 것을 보면요. 2011년 그는 일반 ICL와 중앙홀이 탑재된 ICL이 시력 해상도와 동공 크기에서 차이가 나는지에 대한 연구를 진행했고, 그 결과 시력 해상도가 두 렌즈에서 거의 비슷하게 나타났다고 밝혔습니다.[13] 즉, 안내렌즈의 광학부 중앙에 미세한 틈을 만들어도 시력에는 영향을 미치지 않음을 먼저 밝혀낸 것이죠.

수많은 시행착오와 고민, 연구를 거쳐 의학이 점차 발전해왔듯, 같은 종류의 렌즈 역시 거듭된 버전업 과정을 거칩니다. 2017년 ICL은 중앙홀이 탑재된 V4c 모델에서 V5 모델로 업그레이드하면서 광학부의 크기를 기존 렌즈보다 30% 더 키웠습니다. 앞에서 라식이나 라섹 시 광학부를 넓게 확보하면 빛번짐이나 야간시력 불편함 등의 문제를 줄일 수 있다고 언급했습니다. 안내렌즈삽입술 역시 마찬가지입니다. V5 모델에서 광학부가 커진 덕분에 렌즈 도수로 -14 디옵터까지는 야간시력 불편함을 현저하게 개선하고 있습니다. 우리 병원의 통계로 이를 확인할 수 있는데 V4c 37안과 V5 31안을 대상으로 시력 관련 지표를 확인해 보았더니, 두 렌즈 모두 수술 결과가 좋았으며 야간시력 질의 정량평가에서는 광학부가 더 큰 V5 렌즈로 교정한 환자들이 확연히 호전되었다는 것을 알 수 있었습니다. 이 내용은 2018년 미국백내장굴절학회에서 발표했습니다.

　홍채절개술을 생략할 수 있게 해 준 중앙홀은 삽입한 렌즈가 제자리에서 벗어나는 것도 막아줍니다. 때때로 안내렌즈는 고정한 위치에서 벗어나는 경우가 있는데, 후방렌즈는 섬모체고랑에 렌즈를 끼우는 형태이므로 자리를 이탈하지는 않습니다. 다만, 1~3% 정도에서는 난시까지 교정하는 토릭 ICL렌즈의 방향이 돌아가며 시력이 떨어지는 경우가 있었습니다. 이 같은 회전현상 역시 중앙홀 ICL을 사용하면서부터 상당히 줄어들었습니다. 방수가 수술 전과 다름없이 원활하게 흐르다 보니 렌즈가 회전할 이유도 없어진 것이지요. 덕분에 회전현상 때문에 사용을 주저하던 토릭 ICL(난시교정용) 사용량도 중앙홀 ICL이 등장한 이후 점

그림 3-6 | 비앤빛 강남밝은세상안과의 일반 ICL과 토릭 ICL 사용 비중 변화(2016~2020년)

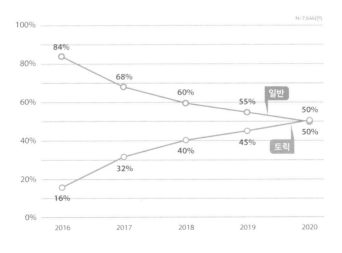

점 늘고 있습니다.

후방렌즈는 홍채 뒤의 섬모체고랑 양쪽 끝에 삽입하는데, 필요한 크기보다 작으면 중력에 의해 눈 아래쪽으로 치우칠 수 있습니다. 이 부분에는 수정체가 있어서 자칫 수정체와의 간격이 좁아지거나 직접적인 접촉이 생겨 백내장 위험도가 증가할 수도 있습니다. 이런 이유로 ICL은 수술 후 삽입한 안내렌즈가 수정체에서 얼마나 멀리 떨어져 있느냐를 수술 후 안정지표로 참고합니다. 이 거리가 250~750um 이내일 때 정상으로 봅니다. 반면 필요이상으로 렌즈가 큰 경우에는 방수가 빠져나가는 전방각의 입구가 좁아져서 방수의 흐름에 문제가 생길 수 있습니다. 이는 곧 안압 상승으로 이어지고 녹내장 가능성을 높일 수 있습니다. 하지만 이런 경우는 극히 낮아서, 2020년을 기준으로 우리 병원에서 ICL삽입술 후 크기가 맞지 않아 렌즈를 교체한 경우는 0.2%에 불과합니다.

후방렌즈에 ICL만 있는 것은 아닙니다. 식품의약품안전처의 허가를 받은 후방렌즈는 2종류가 더 있습니다만, 아직 대중적 인지도가 낮고 사용 가능한 병원이 많지 않아 덜 알려진 상태입니다. 스위스 바이오테크biotech사에서 나온 옵티플렉스 글레이즈optiflex glaze와 인도의 케어 그룹care group에서 만든 IPCLecho lens이 그것인데, 중앙홀을 채택한 생김새부터 레이저 홍채절개술을 하지 않아도 되는 점 등 시술과 관련된 전반적인 것들이 ICL V5와 비슷합니다. 이 중 IPCL은 원시 교정용렌즈도 선택할 수 있는데, 원시교정용 플러스 디옵터 렌즈에는 중앙홀이 없어 레이저 홍채절개술이 필요합니다.

생김이 비슷한 것과 달리 재질과 광학부 디자인에서는 차이가 있습니다. 우선 ICL은 제조사인 스타 서지컬사 고유의 콜라머 재질로 만듭니다. 콜라머는 콜라겐collagen과 폴리머polymer의 합성어로, 인공수정체에 사용되던 실리콘이나 아크릴에 비해 표면 점도가 높고 수분 함유율이 높아 부드럽다는 장점이 있습니다. 반면 글레이즈와 IPCL은 인공수정체와 동일한 호기성 아크릴 재질로 제작되었습니다.

광학부는 ICL이 구면으로 된 반면 글레이즈와 IPCL은 비구면으로 제작되었습니다. 근시가 심할수록 렌즈가 두꺼워지면서 시야 왜곡이 심해지는데, 비구면 렌즈를 사용하면 주변부 시야 왜곡현상이 사라져 망막에서 초점이 보다 선명하게 맺히는 장점이 있습니다. 레이저 시력교정수술에서 구면수차를 감소시키는 기술이 안내렌즈에 적용되었다고 생각하면 됩니다. 다만 렌즈를 비구면으로 만들려면 렌즈가 두꺼워질 수밖에 없어서, 비구면 렌즈가 더 효과적인지, 반드시 필요한 기술인지는 잘 따져 보아야 할 것입니다.

ICL과 글레이즈, IPCL은 재질과 디자인 측면에서 서로 다른 장단점이 있어서 어떤 렌즈가 더 낫다고 단언하기는 어렵습니다. 차이점보다는 렌즈 본연의 시력을 교정하는 힘, 즉 렌즈 도수의 정확성과 오차율을 줄이려는 제조사의 노력이 중요하다고 생각합니다.

ICL은 각 도수마다 렌즈의 가장 긴 축을 중심으로 12.1mm, 12.6mm, 13.2mm, 13.7mm 네 가지 크기의 렌즈 중 선택할 수 있습니다. 사람마다 눈의 생김, 정확하게는 섬모체고랑과 전방 깊이, 각막 크기가 각기 다르기 때문입니다. 안경을 맞출 때에도 테를 선택한 후 얼굴에 맞춰 길이와 코 받침을 조절하듯이 저마다의 눈 구조에 잘 맞는 렌즈를 선택해야 합니다. ICL렌즈의 광학부는 도수와 렌즈 크기에 따라 달라지기 때

그림 3-7 | 비구면렌즈(좌)와 구면렌즈(우)의 단면도

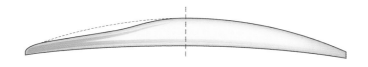

그림 3-8 | 렌즈 비구면(좌)은 주변부 시야 왜곡현상이 사라져 망막에서 초점이 구면렌즈(우)보다 선명하게 맺힙니다.

렌즈 비구면   구면렌즈

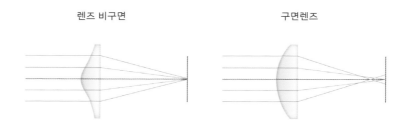

문입니다.

    따라서 ICL삽입술은 렌즈 크기가 곧 수술 예후를 보장한다 해도 과언이 아닙니다. 한데, 렌즈 크기 선택은 철저하게 수술 집도의의 경험과 능력으로 남게 됩니다. 렌즈 제조사에서 제공하는 렌즈 크기 계산기가 있긴 하지만 그 정확도가 너무 떨어져서 실제 현장에서는 수술을 하는 의사의 경험에 의존해 렌즈를 선택합니다. 이런 현실을 개선하기 위한 노력들은 이 책의 뒷부분에서 자세히 소개하도록 하겠습니다.

    후방형 안내렌즈삽입술은 전방렌즈 수술법과 많은 부분이 비슷합니다.

그림 3-9 | ICL 삽입 위치

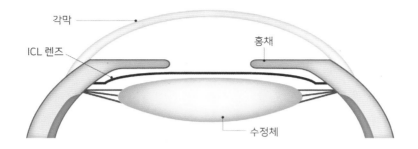

다만, 전방렌즈는 홍채 위에서 조작이 필요하므로 동공을 작게 만드는 축동제를, 후방렌즈는 홍채 뒤로 렌즈를 밀어넣어야 하기 때문에 동공을 크게 만드는 산동제를 사용한다는 점이 가장 큰 차이라고 할 수 있습니다.

후방렌즈 수술법

① 수술 2~3일 전부터 예방적 항생제를 사용하고 준비합니다. 검사 당일 수술을 진행한다면 이 단계는 생략할 수 있습니다.

② 수술 1~2시간 전, 동공을 확장시키는 '산동제'를 점안합니다.

③ 수술실에 들어왔습니다. 수술용 침대에 누워 마취점안제를 넣고 수술할 눈 주변을 베타딘 등으로 소독하면 수술 준비가 끝납니다.

④ 눈의 12시 방향을 기준으로 각막변연부(각막과 결막의 경계부)를 필요에 따라 2.8mm 이상 절개합니다. 환자의 난시 방향에 따라 주절개창의 위치는 조금씩 달라질 수 있습니다.

⑤ 절개창으로 히알루론산 수술용 점탄물질을 주입하여 눈 속 공간을 확보합니다.

⑥ 렌즈를 카트리지에 장착하고, 12시 방향에 만들어 놓은 주절개창을 이용하여 눈 속으로 삽입합니다.

⑦ 렌즈는 수평으로 자리잡아야 하므로, 삽입된 렌즈를 90도 돌려 9~3시 방향으로 정렬시킵니다.

⑧ 렌즈의 발에 해당하는 4개의 햅틱haptic을 홍채 뒷면으로 밀어넣어 홍채 뒤 섬모체고랑에 렌즈를 자리잡게 합니다.

⑨ 렌즈 위치가 안정적인 것을 확인하면 BSS 용액을 이용해 눈 속의 점탄물질을 모두 제거합니다.

수술할 때 아파요? | 02

수술을 결정하기 전, 환자가 정말로 궁금한 것은 무엇일까요? 우선 수술과 회복에 걸리는 시간, 정말 믿을 수 있고 안전한 치료법인지, 혹시 모를 부작용은 없는지, 수술 후의 예측 시력 등과 객관적인 정보가 중요하고 궁금할 것입니다. 이런 정보는 어렵지 않게 찾을 수 있습니다. 우리 병원을 비롯한 각 병원의 홈페이지와 SNS에 잘 정리되어 있으니까요.

온라인 카페와 같은 커뮤니티에서 찾아야 하는 정보도 있습니다. 수술실에서의 경험과 일상으로 돌아갔을 때 어떤지에 관한 것일 테지요. 경험적이고 정서적인 정보는 의료진에게 듣는 것보다는 먼저 겪은 이에게 듣는 것이 훨씬 더 생생하고 미더울 테니까요. 안타깝게도 안내렌즈삽입술은 다른 시력교정수술에 비해 경험자가 적은 탓에 이런 정보를 찾는 게 쉽지는 않습니다. 그래서 우리 병원의 환자들의 사례로 안내렌즈삽입술을 고려하는 분들이 궁금해할 만한 것을 정리해 보았습니다.

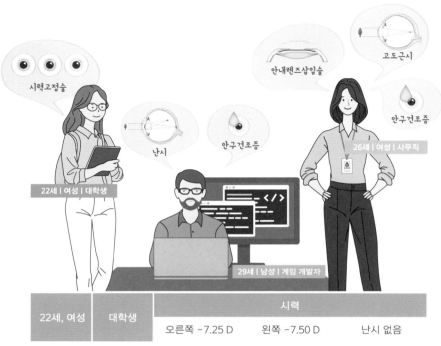

22세, 여성	대학생	시력		
		오른쪽 −7.25 D	왼쪽 −7.50 D	난시 없음

두꺼운 안경을 써야 해서 시험기간이 되면 특히 더 힘들었어요. 시력교정수술을 한 친구들이 하나같이 만족스러워하는 모습을 보고 저도 수술해야겠다고 결심했어요.

29세, 남성	게임 개발자	시력	
		오른쪽 −8.75 D, 난시 −3.00 D	왼쪽: −9.00 D, 난시 −2.75 D

야근이 일상이다 보니 안구건조증이 점점 심해져서 콘택트렌즈 착용이 힘들어지고, 안경을 쓰면 오래 쓰고 있어야 해서 코와 귀 쪽의 불편함이 심했어요. 수술밖에는 답이 없다고 생각했는데, 안구건조증 때문에 각막에 상처가 많다고 하더라고요. 난시도 심하고요.

26세, 여성	사무직	시력	
		오른쪽 −9.25 D, 난시 −0.500 D	왼쪽: −8.25 D, 난시 없음

어려서부터 안경 쓰는 것이 너무 스트레스여서 주로 렌즈를 꼈어요. 콘택트렌즈 없이는 출근할 수 없는데 사무실이 너무 건조한 탓에 안구건조증으로 힘들었어요. 고도근시인 데다, 동공도 큰 편이고 각막두께도 얇아서 안내렌즈삽입술을 해야 한다고 들었어요.

1) 수술할 때 아파요?

시력교정수술은 눈 표면을 마취한 채 진행합니다. 수술 중 밝은 빛을 바라보아야 하기 때문에 전신마취를 할 수는 없지만, 눈동자를 충분히 마취한 뒤 수술하기 때문에 통증은 없습니다.

22세, 여성	대학생	시력		
		오른쪽 −7.25 D	왼쪽 −7.50 D	난시 없음

안 아팠어요. 눈이 당기거나 렌즈가 들어올 때 느낌은 좀 생생했지만 아픈 건 아니었어요. 아픈 것보다, 몸을 움직이지 않고 가만히 누워서 밝은 불빛을 집중해서 응시해야 하는 점이 조금 힘들었어요. 보통 수술은 잠든 상태에서 진행하는데, 렌즈삽입술은 눈만 제외하고 모든 감각이 다 느껴져서 색다른 경험이었어요.

29세, 남성	게임 개발자	시력	
		오른쪽 −8.75 D, 난시 −3.00 D	왼쪽: −9.00 D, 난시 −2.75 D

별로 안 아프다는 후기가 많았었는데, 저는 너무 긴장했었는지 통증이 조금 있었어요. 렌즈를 눈에 넣고 난시에 맞춰서 돌리는 과정에서 마치 소프트렌즈를 잘못 착용하고 눈알을 굴릴 때 느낌과 비슷한 불편함이 있었어요. 참을 만했지만 예상치 못한 통증이라 조금 놀랐습니다.

26세, 여성	사무직	시력	
		오른쪽 −9.25 D, 난시 −0.500 D	왼쪽: −8.25 D, 난시 없음

수술 중에는 안 아팠어요. 수술 후에 눈이 욱신거리는 느낌이 들면서 머리가 아파서 조금 힘들었지만 병원에서 처방해 준 약을 먹고 나니 괜찮아졌어요. 그 뒤로 특별한 통증은 없었어요. 수술 당일만 조금 불편했고, 어쩌다 눈이 전체적으로 잠깐 욱신거렸지만 금방 괜찮아졌어요.

2) 수술실 분위기는 어때요?

수술실에서 종종 환자와 간호사가 손을 꼭 맞잡은 모습을 보곤 합니다. 환자는 안약을 넣은 상태라 앞이 잘 보이지 않을 수 있어 간호사가 손을 잡고 수술대로 안내합니다. 간혹 너무 떨린다고 하는 분을 위해 간호사가 수술을 마칠 때까지 수술대 옆에서 손을 잡아 주는 모습을 보기도 합니다.

22세, 여성	대학생	시력		
		오른쪽 -7.25 D	왼쪽 -7.50 D	난시 없음

산동제를 넣어서 수술실 풍경이 잘 보이지는 않았어요. 바닥은 차갑고 추웠던 느낌?
잘 보이지 않으니까 의지할 곳이 없어 막막했었는데 간호사 선생님들이 친절하셔서 안심되었어요. 침대에 누워서 안정되고 나니까 눈만 뚫려 있는 부직포를 얼굴에 붙이면서 수술이 시작되더라고요. 그 순간이 가장 떨렸습니다.

29세, 남성	게임 개발자	시력	
		오른쪽 -8.75 D, 난시 -3.00 D	왼쪽: -9.00 D, 난시 -2.75 D

앞이 잘 보이지 않았지만 간호사 선생님 도움으로 옷과 모자를 갈아입고, 수술을 기다리는데 중간중간 산동이 잘 되었는지 계속 확인하시더라고요. 수술실에서는 수술기기들이 컸고, 자리에 누웠을 때 불빛 때문에 눈이 매우 부셨던 기억이 납니다. 동공이 많이 커진 상태라서 평소보다 더 눈이 부실 수 있다고 설명을 듣고 수술을 시작했는데, 생각보다 수술이 빨리 끝났어요. 체감상 10분도 채 걸리지 않은 느낌입니다.

26세, 여성	사무직	시력	
		오른쪽 -9.25 D, 난시 -0.500 D	왼쪽: -8.25 D, 난시 없음

저는 산동이 잘 되지 않아서 수술 준비실에서 산동제를 많이 넣고 조금 오래 기다렸습니다. 수술실이 춥긴 했는데 담요를 덮어 주셔서 긴장이 조금 풀렸고, 이름과 생년월일을 계속 확인하시는 모습에 믿음이 갔어요.

3) 수술할 때 느낌이 어때요?

눈동자를 마취한 후 수술을 하기 때문에 통증은 없습니다. 다만, 렌즈를 눈에 삽입하고 위치를 고정하기까지 몇 초 동안 미세한 뻐근함을 느끼는 분들도 있습니다.

22세, 여성	대학생	시력		
		오른쪽 −7.25 D	왼쪽 −7.50 D	난시 없음

밝은 빛을 집중해서 계속 쳐다봐야 했는데 그게 마음처럼 되지 않아서 힘들었습니다. 수술 단계마다 어떤 과정인지 말씀해 주셔서 앞이 안 보여도 안심할 수 있었어요. 렌즈가 들어올 때는 생각보다 묵직한 무언가가 내 눈으로 들어오면서 눈이 당기는 느낌이 들었는데 처음에만 낯설었고요, 반대쪽 눈을 수술할 때는 렌즈가 들어오는 느낌을 이미 한 번 경험한 터라 수월하게 수술에 임할 수 있었습니다.

29세, 남성	게임 개발자	시력	
		오른쪽 −8.75 D, 난시 −3.00 D	왼쪽: −9.00 D, 난시 −2.75 D

수술대에 눕자 빨간약을 바른 마취솜을 눈 위에 문지르는 게 느껴졌어요. 앞이 흐릿한 상태였는데 그 약 때문인지 순간 시야가 살짝 노랗게 변하더라고요.
수술은 금방 끝났는데, 렌즈를 넣은 후 난시에 맞춰 돌릴 때 조금 아팠어요. 렌즈를 오래 끼고 있을 때 눈에 모래가 굴러다니는 느낌이나 렌즈를 잘못 넣었을 때 렌즈가 눈에서 굴려지는 듯한 느낌과 비슷한 통증이었습니다. 조금 놀라기는 했지만 참을 만했습니다.

26세, 여성	사무직	시력	
		오른쪽 −9.25 D, 난시 −0.500 D	왼쪽: −8.25 D, 난시 없음

수술할 때는 난시교정을 위해 원장님이 눈동자에 절개부위를 표시하는데 펜이 와닿는 느낌이 낯설었어요. 그리고 눈이 감기지 않게 어떤 기구를 눈에 넣는데 그게 불편했어요. 제 의지로 눈을 감지 못 한다는 것이 적응이 안 되었고, 눈에 살이 많은 편이라 더 불편했던 것 같아요.
수술 시간은 한쪽 눈이 2분 정도 걸렸던 것 같은데, 눈 앞에 무언가 왔다갔다하는 것만 보일 뿐 직접적인 통증이나 후기에서 보던 묵직한 느낌은 들지 않았어요.

4) 부작용은 없나요?

수술 후에는 30분에서 1시간 정도의 회복시간 동안 병원에 머물게 됩니다. 수술 직후 안압이 높아질 수 있는데, 이를 확인하기 위해서이지요. 수술 직후부터 다음 날 내원 시까지는 통증이나 구역감, 메스꺼움이 생길 수 있습니다. 안압이 높아질 때 나타나는 증상으로, 방수나 남아 있는 점탄물질을 빼내는 간단한 시술로 안압을 조절할 수 있으니 걱정하지 않아도 됩니다. 다만, 렌즈를 넣기 위해 절개한 틈이 충분히 아물지 않은 상태이므로 눈을 과하게 찡그리거나 비비는 행동은 하면 안 됩니다.

22세, 여성	대학생	시력		
		오른쪽 -7.25 D	왼쪽 -7.50 D	난시 없음

수술하고 집에 갈 때 살짝 눈이 부시긴 했지만, 미리 준비한 선글라스를 끼니까 괜찮아졌어요. 수술 당일에 앞이 살짝 뿌옇고 평소보다 눈이 충혈되었다는 것 외에는 불편한 점도 크게 없었습니다. 시간이 지날수록 시야가 점점 또렷해졌고요, 수술 다음 날 양쪽 시력이 1.2가 나와서 공부도 더 잘 되고 매우 만족하고 있습니다.

29세, 남성	게임 개발자	시력	
		오른쪽 -8.75 D, 난시 -3.00 D	왼쪽: -9.00 D, 난시 -2.75 D

수술 전 여러 후기에서 보았던 대로, 시야에 동그란 원이 보이는 증상이 있었어요. 렌즈에 있는 구멍이 보이는 현상이라고 하던데, 수술 후 1개월쯤 지나면서부터 점점 사라져서 지금은 거의 보이지 않습니다. 저는 안구건조증이 심했던 터라 수술하면서 걱정을 많이 했는데 오히려 눈이 덜 건조한 느낌이에요. 그래도 수술을 했으니까 수시로 인공눈물 넣으면서 관리하고 있습니다.

26세, 여성	사무직	시력	
		오른쪽 -9.25 D, 난시 -0.500 D	왼쪽: -8.25 D, 난시 없음

저는 원래 동공이 큰 편이라 약간의 빛번짐이 남았어요. 하지만 수술 전에도 빛이 퍼져 보이던 상태라 수술 후에도 그와 거의 비슷한 정도이고, 수술 전 빛번짐 가능성에 대해서 충분한 설명을 들어서 특별히 불편하지는 않습니다. 차차 적응하는 중이고, 렌즈 중심부 구멍이 보이는 링 현상이 있었는데 그것도 지금은 거의 보이지 않습니다.

5) 집에 와서 아프지는 않았어요?

수술 후 30분에서 1시간 이후부터는 마취가 풀리면서 한두 시간 이상 이물감이 느껴질 수 있습니다. 또한 수술 직후에는 수술로 인한 각막미란과 부종으로 완벽한 시력이 나오지는 않습니다. 하지만 반나절 정도만 지나면 언제 그랬냐는 듯 맑고 깨끗한 시력을 얻을 수 있습니다. 안내렌즈삽입술은 수술 다음날 병원에 올 때 직접 운전하는 분들이 적지 않을 만큼 회복이 빠른 편입니다.

22세, 여성	대학생	시력		
		오른쪽 -7.25 D	왼쪽 -7.50 D	난시 없음

수술 끝나고 집에 가려고 하는데 눈앞이 너무 잘 보여서 놀랐어요. 완전히 선명하게 보이지는 않았지만, 맨눈으로 그런 시야를 볼 수 있다는데 감탄했습니다. 집에 도착해서는 병원에서 준 약을 잘 넣고, 푹 쉬었어요. 눈이 부신 상태여서 핸드폰과 TV 등 전자기기는 멀리하였습니다. 주의사항을 잘 지켜서 그런지 통증은 없었고요, 가끔 눈이 움찔거리는 정도의 불편함만 있었어요.

29세, 남성	게임 개발자	시력	
		오른쪽 -8.75 D, 난시 -3.00 D	왼쪽 -9.00 D, 난시 -2.75 D

전 수술할 때가 가장 아팠고, 집에 갔을 때는 오히려 괜찮았습니다. 금방 수술하고 나왔기 때문에 이물감과 쿡쿡 쑤시는 느낌이 들기는 했지만, 그마저도 성인이라면 참을 수 있는 정도였습니다. 집에 도착할 때쯤에는 눈이 많이 시려서 눈물이 났습니다. 수술 당일에 이런 증상이 있었지만, 다음날 아침부터는 훨씬 괜찮아졌습니다.

26세, 여성	사무직	시력	
		오른쪽 -9.25 D, 난시 -0.500 D	왼쪽 -8.25 D, 난시 없음

평소에도 두통이 있는 편이라 수술 후 집에 와서도 머리가 아파 조금 힘들었습니다. 수술 후 안압은 안정적이었지만, 안압이 올라가면서 머리가 아플 수 있다고 들었습니다. 병원에서 처방해 준 약을 먹고 나니 전체적으로 괜찮아졌고, 수술 당일 눈이 욱씬거리는 느낌과 두통을 외에 다른 통증은 없었어요.

03 | 수술 후 관리가
어렵지는 않아요?

    모든 수술이 그렇듯, 안내렌즈삽입술도 수술을 잘 집도하는 것만큼 수술 후의 정기적인 경과 관찰이 무척이나 중요합니다. 그래서 환자는 수술 직후 2~3주에서 길게는 1개월까지 안약 처방을 받게 됩니다. 보통 수술 후에는 혹시 모를 감염에 대비하기 위한 항생제와 수술 부위의 염증을 최소화하기 위한 소염제 그리고 회복을 돕기 위한 처방을 합니다. 시력교정수술 역시 마찬가지입니다. 항생제와 스테로이드성 소염제, 눈의 회복을 돕는 인공눈물 등을 처방합니다. 이상의 안약을 기본으로 항생제와 소염제 등의 내복약을 보조적으로 처방하기도 하는데, 다른 질환 때문에 이미 복용 중이라면 처방하지 않습니다.

    안내렌즈삽입술 후에는 수술 종류에 관계없이 다음 날 병원에 와서 수술 후 눈 상태를 확인해야 합니다. 그 후 1주, 1개월, 3~6개월 그리고 1년마다 1번씩 내원해 시기별로 필요한 검사를 받고 수술 경과를 관찰해야 합니다.

1) 수술 후 1개월: 렌즈 위치 및 안압 체크

주로 수술 경과를 관찰합니다. 특히 후방렌즈의 경우, 삽입한 렌즈 크기가 적절한지 확인하기 위해 세극등 현미경과 전안부 OCT 등의 검사를 합니다. 만일 렌즈 크기가 잘 맞지 않는다면 1개월 이내에 교체하거나 제거해야 하는데, 이런 경우는 드물어서 우리 병원의 경우 후방렌즈의 크기를 바꾸는 경우는 0.2% 정도 됩니다.

간혹 스테로이드성 소염제 때문에 안압이 올라가는 경우가 있는데, 이런 경우는 대부분 소염제를 더 이상 사용하지 않으면 안압이 정상 범위로 돌아갑니다. 필요에 따라 안압하강제를 사용하기도 하고, 1~2개월까지 경과를 보는 경우도 있습니다.

2) 수술 후 3~6개월: 적응기간

수술 직후 시력은 부쩍 좋아지지만 이런저런 불편함은 존재할 수 있습니다. 동공 크기와 수차 변화로 인한 빛번짐을 강하게 느끼는 분이 있는가 하면, 일시적으로 근거리 작업이 불편해지기도 하고, 이물감이나 안구건조증이 생기기도 합니다. 대부분은 시간이 지나면서 사라지는데 3~6개월 사이 불편 증상들이 차츰 사라지곤 합니다.

때때로 빛번짐은 '적응'하는 것이지 사라지는 않는다고 호소하는 분들도 있습니다. 다소 부정적인 어감이 느껴지지만, 적응adaptation은 수술과 관계없이 언제나 우리 눈에서 일어나는 과정입니다. 수많은 시각 정보가 '황반-시신경-시각중추 대뇌피질'로 전달되는 과정에서 불편한 정보는 '억제'되고 긍정적인 정보는 '증폭'되는 과정이 적응입니다. 따라서 무언가에 적응한다는 것은 긍정적이며 정상적인 인체 반응입니다. 수술을 기점으로 시력이 달라지고, 그에 대한 기대치가 컸을 것이기에 달라진 정보를 받아들이는 과정에 대해 부정적인 태도나 선입견이 앞서는 것도 이해가 됩니다. 하지만 눈을 비롯한 우리 인체는 언제나 환경과 변화에 적응하며 삶을 영위하고 있다는 것을, 안내렌즈삽입술 이후의 적응 기간도 우리 몸의 당연하고도 긍정적인 변화라는 것으로 이해해 주시면 좋겠습니다.

3) 수술 후 6개월: 내피세포검사 specular microscopy 시행

안내렌즈삽입술 초창기부터 지금까지 가장 많이 그리고 가장 자주 듣는 질문이 바로 내피세포 감소에 관한 것입니다. 내피세포 endothelium 는 각막으로 들어오는 수분을 밖으로 내보내는 펌프로서 각막부종을 예방하고 각막을 투명하게 유지하는 역할을 합니다. 그런데 각막의 5개층 중 가장 안쪽에 있다 보니 전방, 방수와 직접 부딪히게 되고 삽입한 렌즈와도 물리적으로 가까이 있게 됩니다. 그래서 ICL보다는 전방렌즈인 알티산, 알티플렉스를 선택했을 때 줄어들 확률이 더 큰 것으로 알려져 있습니다.

하지만 세포 감소 이유를 내피세포층과 렌즈의 물리적인 거리 때문이라고 단정지을 수는 없습니다. 만일 그렇다면 전방렌즈를 삽입한 경우에

그림 3-10 | 눈의 구조와 각막 단면도

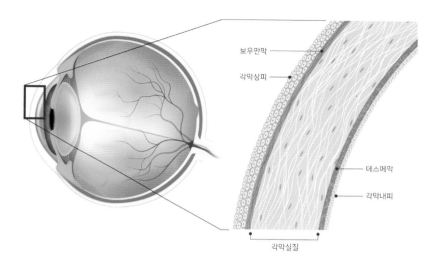

보우만막

각막상피

데스메막

각막내피

각막실질

구조적으로 내피세포층은 각막 가장 안쪽, 전방과 방수와 직접적인 접촉이 생기는 곳이며 전방렌즈 삽입 위치와도 가까운 곳에 위치합니다.

만 내피세포 감소가 두드러져야 하는데, 드물기는 하지만 ICL 수술을 받은 경우에도 내피세포가 줄어드는 경우가 있습니다. 삽입한 렌즈 자체가 내피세포 감소의 위험인자이긴 하지만 미세한 염증이 반복되면서 생긴 손상, 레이저 홍채절개술에 따른 방수역학의 변화 등도 내피세포에 영향을 미칠 수 있습니다.

저는 특히 홍채절개술에 주목하고 있습니다. 레이저 홍채절개술을 하면 절개된 구멍을 통해 방수의 흐름이 증가합니다. 그 이유는 이렇게 설명할 수 있습니다. 홍채절개 위치는 가장 위쪽 각막과 홍채가 삼각형의 각을 이루는 곳에 가깝게 만듭니다. 절개창과 각막내피와의 거리가 상대적으로 좁아서 이곳으로 빠져나오는 방수의 속도는 빠를 수밖에 없습니다. 그런 흐름이 내피세포를 계속 자극해 숫자 감소에 영향을 미치는 것이라고 생각할 수 있습니다. 그래서 수술 전 홍채를 절개하지 않는 후방렌즈가 안정성이 더 크다고 판단합니다. 실제로 후방렌즈 ICL과 전방렌즈 알티플렉스 삽입 이후 각막내피에 전달되는 방수의 흐름 역학을 모델화해서 수술 전 상태와 비교한 연구를 보면, ICL 수술 전과 비슷한 방수의 흐름을 보인다는 것을 확인할 수 있습니다.

내피세포 감소에 대한 두려움과 공포감으로 수술을 겁낼 필요는 없습니다. 수술 전부터 후까지 단계적으로 내피세포 관찰을 세심하게 하고 있으니 말입니다. 수술 전 검사에서 내피세포 수가 2,000개/mm^2 이상인 경우에만 수술이 가능하고, 아주 드문 경우이지만 수술 후 내피세포의 수가 이 수준 이하로 떨어지면 1차 경고 후 3개월에 한 번씩 경과 관찰을 하게 됩니다. 그 후에도 내피세포가 1,500~1,600개/mm^{2}로 떨어진다면 렌즈 제거를 선택합니다.

내피세포는 사는 동안 내내 줄어듭니다. 태어날 때 1mm^{2}당 3,000개 정도를 가지고 태어나는데 매년 0.6~1%씩 줄어드는 것이 정상입니다. 다만, 위치의 특성상 렌즈삽입수술 후에는 급격히 줄어드는 경우가 있습니다. 그래서 내피세포의 수를 꾸준히 관찰하는 것이 중요합니다. 세포 감소 초기에 발견하면 적절한 조치를 취할 수 있는데 그러지 못한 경우를 만나기도 합니다.

군 입대 이후로 정기검진을 받지 않았던 환자가 대표적입니다. -13 디옵터로 알티플렉스를 삽입했던 대학생은 수술 후 1년여 동안은 성실하게 병원을 찾아 경과를 잘 살필 수 있었습니다. 그러다 군대에 가게 되면서 정기검진을 멈추었고 5년 만에 내원했을 때는 내피세포가 두드러지게 감소하고 있다는 것을 발견하게 되었습니다.

병원을 찾았을 때는 내피세포 수가 전방렌즈 수술 기준인 2,200개에 크게 미달한 상태였습니다. 다만 전방의 깊이가 수술 전과 크기 달라지지 않아서(왼쪽 눈 3.56mm ⋯ 3.46mm, 오른쪽 눈 3.5mm ⋯ 3.39mm) 렌즈와 내피세포의 직접적인 마찰보다는 방수 흐름의 변화가 세포 감소로 이어진 것으로 이해할 수 있었습니다. 그래서 전방렌즈를 제거하고 후방렌즈를 삽입하기로 했습니다. 기존 삽입렌즈를 제거한 후 안경이나 콘택트렌즈를 다시 착용할 수도 있는데 환자가 불편함을 이유로 거부했기 때문입니다. 긴 상담과 고민 끝에 진행한 재수술 결과, 시력은 왼쪽 1.0, 오른쪽 0.9로 만족스럽게 유지되고 있으며, 내피세포 수도 더는 감소하지 않고

그림 3-11 | 렌즈삽입술 후 내피세포 수 변화

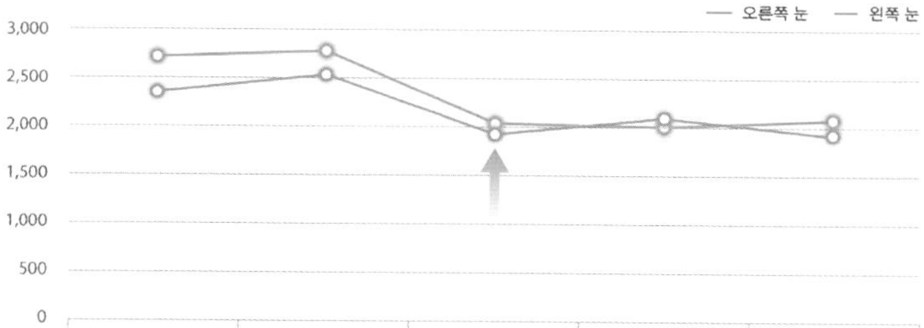

	2010. 1	2010. 8	2015. 11	2016. 7	2017. 9
오른쪽 눈	2,725	2,778	2,053	2,004	2,083
왼쪽 눈	2,353	2,538	1,949	2,075	1,939

수술 후 5년이 지난 시점에 급격히 줄어들었으나, 렌즈 교체 후 세포 수가 유지되는 것을 볼 수 있습니다.

잘 유지되고 있습니다.

　결과적으로는 다시 시력이 잘 유지되고 있지만, 군 복무 중에도 꾸준히 병원을 찾아왔더라면 어땠을까 하는 아쉬움은 남습니다. 안타깝게도 이런 경우가 대부분입니다. 수술 후 1~2년 동안은 정기적으로 병원을 찾아 관리를 잘 하던 분도 시력 불편함이 없으면 병원에 오는 것을 자의적으로 중단하기도 합니다. 그러다 뒤늦게 시력 불편함을 느꼈을 때는 내피세포가 이미 심하게 감소한 상태인 경우가 많습니다. 우리 병원에서 전방에 삽입하는 전방렌즈 수술을 받은 이후 렌즈를 제거한 18명의 30안의 데이터를 분석해 보면 수술 후 6~7년이 되는 시점에 내피세포 감소가 가장 두드러지게 관찰됩니다. 자의적으로 정기검진을 멈춘 시기와

그림 3-12 | 안내렌즈를 제거한 경우 연평균 내피세포 감소율 추이

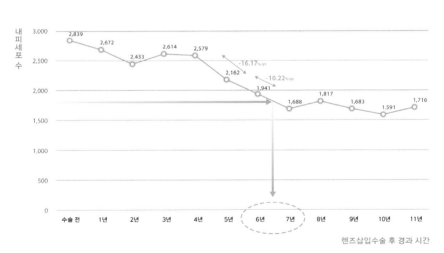

안내렌즈삽입술 후 6~7년 되는 시점에 내피세포수 감소가 가장 두드러지게 관찰됩니다.

다르지 않습니다.

내피세포가 무엇 때문에 줄어들었든, 안내렌즈삽입술 이후 내피세포 감소율이 증가할 수 있음은 수술 전 환자에게 반드시 알려야 합니다. 물론 대부분의 경우에는 내피세포 감소율이 증가하지 않지만 만약의 경우에 대한 알릴 필요가 있고 무엇보다 수술 후 정기적인 외래 검진의 필요성을 환자가 인식해야 하기 때문입니다.

4) 수술 후 6개월~1년: 정밀검사

이 시기가 되면 수술 전 검사에 준하는 정밀검사를 시행해 눈의 상태를 파악합니다. 검사 결과에 따라 6개월에서 1년마다 추적관찰을 하게 됩니다. 그런데 이맘때쯤부터 병원에 오지 않는 분들이 있습니다. 시력도 좋아졌고, 불편함도 없어졌으니 굳이 시간을 들여 병원을 가야 할 이유가 없다고 스스로 판단한 경우입니다. 그러나 꾸준한 경과 관찰은 합병증을 예방하는 최선책이라는 것을 명심하시길 꼭 당부하고 싶습니다.

04 | 수술 후 렌즈를 바꾸거나 합병증이 생길 수도 있나요?

거듭 강조하지만 수술 후 경과 관찰을 등한시하면 혹시 모를 부작용이나 합병증이 생겨도 발견이 늦어질 수 있습니다. 삽입한 렌즈가 제자리를 벗어나거나 내피세포가 줄어드는 등의 부작용이나 합병증이 생긴다면 렌즈를 제거한 후 다시 안경이나 콘택트렌즈를 착용하거나 다른 렌즈로 교체해야 합니다.

1) 난시의 부족교정 혹은 재발

안내렌즈삽입술은 수술 전 계산한 난시교정량에 맞춰 난시교정용 토릭렌즈를 사용해 정교하게 난시를 교정합니다. 각막을 절개하기만 해도 난시가 어느 정도 교정되는 각막이완절개술을 활용하면 안내렌즈의 삽입구를 만드는 것만으로 어느 정도의 난시를 교정할 수 있습니다. 그럼에도 불구하고 수술 결과 예상보다 난시가 덜 교정되는 경우가 있습니다. 때로는 시간이 지나면서 난시가 재발하기도 있습니다.

잔여난시가 1 디옵터가 넘어가면 주관적으로 느끼는 시력 불편함이 커지게 됩니다. 이럴 때는 두세 차례 병원을 방문해 난시가 더 이상 악화되지 않고 고정되는 안정 상태를 유지하는지 확인해야 합니다. 안정 상태라면 라식이나 라섹을 통해 난시만 추가 교정할 수 있습니다. 각막수술은 난시를 교정하는 가장 확실한 방법이므로, 라식이나 라섹을 더한 후의 시력은 매우 뛰어난 편입니다.

2) 색소 분산과 렌즈 침착

인종과 국가에 따라 눈동자의 색은 저마다 다릅니다. 이를 좌우하는 것은 홍채의 멜라닌 색소 양입니다. 홍채는 자율신경의 지배를 받아 쉼 없이 움직이며 동공이 밝은 곳에서는 작아지고 어두운 곳에서 커지는 과정에 관여합니다.

홍채가 이완과 수축을 반복하는 동안 색소가 분산되기도 하는데, 이로 인해 안내렌즈 표면에 홍채색소가 침착되어 시력이 떨어질 수 있습니다. 주로 홍채 위에 직접 고정하는 전방렌즈인 알티산과 알티플렉스가 그럴 수 있습니다. 홍채색소가 전방각까지 분산된 경우에는 방수가 빠져나가는 것을 방해해 안압 상승 등의 문제까지 일으킬 수 있습니다.

따라서 수술 후 정기검사에서 홍채색소가 렌즈 표면에 붙어 있는 정도를 면밀히 살피면서 필요에 따라 적절한 치료를 해야 합니다. 색소가 침착되었다면 스테로이드성 소염제 안약으로 줄일 수 있는데 때로는 렌즈를 물리적으로 재고정해 색소 분산을 완화해야 할 수도 있습니다.

3) 야간 눈부심과 빛번짐

안내렌즈삽입술이 레이저 시력교정술에 비해 광학부는 더 크고 고위 수차 변화는 현저히 적음에도 불구하고 야간 눈부심과 빛번짐이 생길 수 있습니다. 동공이 지나치게 큰 경우에 특히 그렇습니다. 밤에도 동공이 7.0mm 이상으로 커진다면 빛번짐을 예상할 수 있고, 통상 야간 동공이 8.0mm 이상이면 수술 후 3~6개월의 적응기간이 지나더라도 밤에 빛번 짐이 남을 수 있습니다. 다행히 우리 눈은 나이가 들수록 동공 크기가 작아지는 성향이 있습니다. 시간이 지나면서 동공 크기가 물리적으로 작아지면서 불편한 증상이 완화되기도 합니다. 빛은 각막을 지나 망막의 황반으로 수렴되기 때문에 각막보다는 전방, 전방보다는 후방렌즈의 광학부가 물리적인 크기가 작아도 동일한 효과를 낼 수 있습니다. 따라서 동공이 큰 편이라 시력교정 후 빛번짐이 우려된다면 레이저보다는 안내렌즈삽입술을, 전방렌즈보다는 후방렌즈를 고려하는 것이 도움이 될 수 있습니다.

만일 적응기간이 지났는데도 일상생활에 영향을 줄 만큼 눈부심과 빛번짐이 있다면 정밀검사를 반복해 근시와 난시, 원시가 남아 있지 않은지 확인하기를 권합니다. 검사 결과 근시나 난시 등이 남아 있다면 라식이나 라섹으로 추가 교정하는 것도 야간 시력 불편함을 줄이는 방법이 될 수 있습니다. 난시교정용 ICL을 사용한 경우라면, 난시축에 렌즈의 회전 정도를 다시 맞추는 것도 방법입니다.

4) 안압 상승과 녹내장

수술 후 안압이 올라가는 이유는 크게 세 가지로 꼽을 수 있습니다. 스테로이드성 소염제 안약이 그 첫 번째입니다. 안약 형태로 만든 스테로이드는 수술 후 염증을 가라앉히는 데 도움을 주는데, 수술 후 1개월 이내에 일시적으로 안압이 올라가기도 합니다. 이런 경우에는 안약 사용을 멈추고 필요하다면 안압을 낮추는 안약으로 치료하기도 합니다.

후방렌즈를 삽입했다면 지나치게 큰 렌즈를 사용한 것은 아닌지 확인해 볼 필요가 있습니다. 방수는 섬모체에서 만들어진 후 동공을 넘어 전방으로 들어간 뒤 전방각으로 빠져나갑니다. ICL렌즈가 지나치게 크다며 전방각 폭이 좁아져서 빠져나가는 방수의 양이 줄어들 수 있습니다. 따라서 수술 전과 전방각을 비교해 보고 만일 좁아졌다면 렌즈와 수정체 사이의 거리를 검사해서 렌즈 사이즈가 적정했는지 확인해야 합니다. 그 후 필요하다면 렌즈를 교체해 안정적인 환경을 만들어 줘야 합니다.

그림 3-13 | 정상(좌)보다 전방각 폭이 좁아진 모습(중, 우)[14]

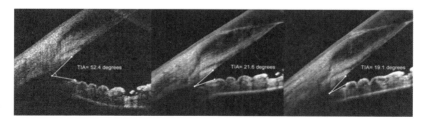

안압이 높아지는 마지막 이유로 흩어진 홍채색소가 전방각을 막았을 가능성을 고려해 볼 수 있습니다. 홍채색소가루가 방수와 함께 흘러 나

가다 방수 배출구인 전방각에 달라붙어 방수 흐름을 구조적으로 막게 되는 것입니다. 사실 이런 경우는 매우 드물긴 합니다. 안압이 올라가거나 렌즈 크기가 맞지 않는 경우와 비교한다면 발생빈도가 현저히 낮은 것이 사실입니다. 하지만 안압 상승의 원인이 홍채색소가 흩어졌기 때문이라면 녹내장으로 진행되기 쉽고, 약물 치료로도 안압을 조절하는 것이 쉽지 않습니다. 따라서 ICL 수술 후 원인 모를 안압 상승이 관찰된다면 홍채 분산을 의심해 보아야 합니다. 때에 따라서는 레이저 섬유주성형술SLT, 섬유주절제술 등의 녹내장의 수술적 치료를 하거나 삽입했던 렌즈를 제거해 악화를 예방해야 합니다.

5) 백내장

안내렌즈삽입술 후 백내장이 생겼다면 아마도 후방렌즈를 사용했을 것입니다. 렌즈와 수정체가 가까워 직접 마찰이 일어난 것이 백내장을 일으킬 수 있고, 렌즈를 삽입하면서 방수의 흐름이 달라진 것이 수정체 대사에 변화를 일으키고 노화를 촉진시켜 백내장이 생길 수도 있습니다.[15] 그러나 렌즈와 수정체 사이의 거리와 무관하게 백내장이 생기기도 합니다. 백내장은 근시의 정도가 심할수록 2배에서 5배 이상 높아지므로, 수술 여부와 관계없이 고도근시에서 백내장이 생길 가능성이 높습니다. 그래서 전방렌즈를 사용해도 백내장이 생길 가능성이 없어지지는 않습니다.

안내렌즈삽입술 후 백내장 발생빈도는 중앙홀이 있는 ICL렌즈를 사용하면서부터 현저히 줄었습니다. 미국 FDA는 ICL V4 모델의 백내장 발생빈도를 2.1%(523안 중 11안)이라고 보고하고 있지만, 우리 병원의 경험으로는 중앙홀 모델 도입 이후에는 노화나 고도근시로 백내장이 명확한 경우를 제외하면 안내렌즈삽입술 후 백내장 발생률은 1% 이하로 관찰됩니다. 다만 중앙홀 모델이 도입되기 이전에 ICL 수술을 받은 후 백내장이 생겼거나, ICL 수술 후 노화나 고도근시로 인해 백내장이 생기는 경우는 있습니다. 이런 경우는 명확하게 구분됩니다. 렌즈와 수정체의 직접 접촉으로 백내장이 생긴 경우에는 수정체를 둘러싼 막인 전낭하 피질이 혼탁해집니다. 반면 노화나 고도근시로 백내장이 생긴 것이라면 수정체의 핵이 단단해져 핵경화 백내장이라고 합니다.

다행히 백내장은 녹내장, 황반변성과는 달리 삽입했던 렌즈를 제거하면서 동시에 백내장 수술을 진행하는 방법으로 치료할 수 있습니다. 이는 삽입 렌즈와 흐려진 수정체를 제거하고 인공 수정체를 넣는 것으로, 수술 방법은 일반 백내장 수술과 같습니다. 이때 필요하다면 다초점 인공수정체를 활용해 백내장 치료와 시력교정을 동시에 할 수도 있습니다.

2010년 ICL을 받고 잘 지내다가 2021년 시력저하를 호소하며 내원한 40세 프로그래머가 노화로 백내장이 온 경우였습니다. 양쪽 눈의 수정체 모두에서 핵경화 백내장이 발견되었고, 렌즈와 수정체의 거리도 가까워진 상황이었습니다. 백내장으로 인해 수정체가 두꺼워지면서 가까워진 것이라 짐작할 수 있었습니다. 시력은 안경을 썼을 때 왼쪽 0.3, 오른쪽 0.9였기 때문에 왼쪽 눈의 백내장부터 수술하기로 했습니다. 나이도 40세로 비교적 젊다는 점과, 프로그래머라는 직업 특성상 종일 컴퓨터 앞에서 생활해야 한다는 점을 고려해 다초점 인공수정체를 활용해 안경이나 돋보기를 쓰지 않아도 되게끔 시력을 교정했습니다. 수술 1개월 후 불편했던 왼쪽 눈의 시력은 0.9, 신문을 읽기에도 불편함 없는 수준이 되었습니다. 만족스러운 결과를 들은 환자는 상대적으로 오른쪽 눈의 시력도 불편해졌다며 조만간 오른쪽 눈도 백내장 수술을 하는 것이 어떤지 문의하기도 했습니다.

6) 렌즈의 위치 이탈, 회전 현상

전방렌즈는 수술 후 시간이 지나면서 고정된 부분이 위축되거나 중력의 영향으로 고정력이 느슨해지는 경우가 있습니다. 이런 경우에는 조금만 충격을 받아도 렌즈가 움직일 수 있습니다. 따라서 갑작스런 시력 변화를 느꼈다면 반드시 내원해 산동 후 렌즈 위치를 확인해야 합니다. 렌즈가 10도 이상 돌아갔다면 원래 위치로 되돌려주는 시술을 해야 합니다.

이런 경우, 손상된 내피세포가 줄지 않았다면 재고정하는 것으로 문제를 간단하게 해결할 수 있습니다. 하지만 외상으로 렌즈가 제자리를 이탈한 것이라면 망막박리 등 다른 이상은 없는지 반드시 확인해야 합니다.

그림 3-14 | **홍채고정형 전방렌즈 이탈 후 재고정 사례**

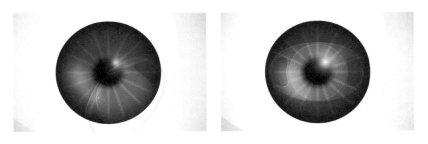

렌즈 이탈(좌), 이탈한 렌즈를 재고정한 사례(우)[16]

그림 3-15 | 렌즈가 원래 위치에서 반시계 방향으로 5도가량 돌아간 경우[17]

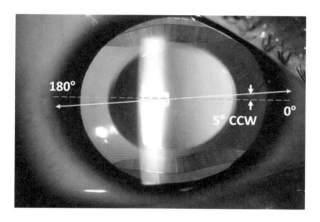

10도 이내의 회전은 임상적으로 중요도가 낮지만, 10도 이상 렌즈가 틀어진 경우는 수술적 처치로 재위치시키고 있습니다.

후방렌즈인 ICL이 전방렌즈처럼 이탈하는 경우는 없습니다. 다만, 난시까지 교정하는 토릭 ICL의 경우 삽입 방향과 다르게 렌즈가 회전rotation 하면서 시력이 떨어질 수 있습니다. 경험상 1~3%에서 일어나는데, 중앙 홀을 가진 지금의 ICL은 방수 흐름이 수술 전과 큰 변화가 없어서 이런 위험도 줄어들고 있습니다.

ICL에서 렌즈가 돌아가는 이유는 크게 두 가지로 볼 수 있습니다. ICL 은 섬모체고랑에 끼우면 일정한 압력으로 고랑 끝을 밀어내는 방식으로 고정됩니다. 그런데 렌즈가 작아서 섬모체고랑 끝에 닿지 못한다면 물 위에 배가 떠 있는 것처럼 렌즈가 붕 뜨게 되고, 회전할 가능성도 높아집니다. 따라서 렌즈와 수정체 사이의 거리가 낮거나, 렌즈를 재회전시킬 때 느껴지는 저항이 적다면 렌즈 크기를 바꿔주어야 재발을 막을 수 있습니다.

　또 다른 이유는 섬모체고랑에 해부학적 변이가 생긴 경우입니다. 렌즈 크기와 관계없이 고랑의 장축(긴 축)이 수평이나 수직이 아닌 대각인 경우가 있습니다. 이런 경우, 장축을 찾아 들어가려는 렌즈의 성질 때문에 렌즈가 일정한 위치로 회전하게 됩니다. 안내렌즈의 위치를 다시 잡는 시술을 해도 회전 현상이 반복될 수 있습니다. 이때는 조금 더 복잡한 치료계획이 필요합니다. 토릭 ICL을 근시만 교정하는 일반 ICL로 바꾼 뒤 3~6개월의 시차를 두고 각막이 안정되면 라섹 등을 이용해 난시를 추가 교정하는 것입니다.

참고문헌

12　Kawamorita T, Shimizu K, Shoji N. Effect of hole size on fluid dynamics of a posterior-chamber phakic intraocular lens with a central perforation by using computational fluid dynamics. Graefes Arch Clin Exp Ophthalmol (2016) 254:739 - 744.

13　Uozato H, Shimizu T, Kawamorita T, Ohmoto F. Modulation transfer function of intraocular collamer lens with a central artificial hole. Graefes Arch Clin Exp Ophthalmol (2011) 249:1081 - 1085.

14　José Ignacio Fernández-Vigo, Ana Macarro-Merino, Cristina Fernández-Vigo, et al. Effects of Implantable Collamer Lens V4c Placement on Iridocorneal Angle Measurements by Fourier-Domain Optical Coherence Tomography. AJO 2016(162):43-52.

15　Trinade F, Pereira F. Cataract formation after posterior chamber phakic intraocular lens implantation. J Cataract Refract Surg. 1998:24:1661-1663.

16　Yildirim, T.M., Khoramnia, R., Son, HS. et al. Reasons for explantation of phakic intraocular lenses and associated perioperative complications: cross-sectional explant registry analysis. BMC Ophthalmol 21, 80 (2021). https://doi.org/10.1186/s12886-021-01847-0.

17　Mertens EL. Toric phakic implantable collamer lens for correction of astigmatism: 1-year outcomes. Clinical Ophthalmology (Auckland, N.Z.). 2011 ;5:369-375. DOI: 10.2147/opth.s7259.

눈이 나쁘면
어떤 문제가 생기나요?

☐ _____
☐ _____
☐ _____
☐ _____

시력이 낮으면 눈이 나쁘다고 합니다. '보는 힘'이라는 기능이 떨어진 눈이니 그렇게 부르는 것도 일리는 있습니다. 초점이 정확한 위치에 맺히지 않아 똑바로 보이지 않을 때 눈이 나쁘다고 하는데, 나쁜 눈은 근시, 난시, 원시, 노안 등 종류가 다양합니다.

우리가 어떠한 대상을 본다는 것은 그 피사체의 영상이 각막을 통과하고, 수정체를 지나 눈의 가장 뒤쪽 중앙에 있는 황반에 초점이 맺힌 뒤, 시신경을 통해 뇌로 전달되는 복잡하고 정밀한 과정을 수행한다는 의미입니다. 각막과 수정체를 통해 들어온 영상 정보가 황반에 정확하게 맺히는 완벽한 상태의 시력을 '정시'라고 부릅니다.

초점이 황반보다 앞쪽에 초점이 맺히게 되면 정작 황반에서는 초점 상태를 지나 퍼져 보이게 되지요. 이른바 '근시'입니다. 멀리 있는 것일수록 잘 안 보이는 경우죠. 이런 눈 앞에 오목렌즈를 두면 초점을 뒤로 이동시킬 수 있습니다.

원시는 근시와 반대되는 개념입니다. 초점이 정상 위치인 황반보다 뒤에 맺혀 또렷함이 떨어지는 현상입니다. 그래서 원시교정을 위해서는 볼록렌즈가 필요합니다.

난시는 근시, 원시와는 다른 개념의 굴절이상입니다. 빛은 망막에 닿기까지 투명한 각막을 지나 조리개 역할을 홍채와 렌즈 역할을 하는 수정체를 거쳐 유리체까지 통과해야 합니다. 가까이 붙어 있는 각막, 홍채, 수정체를 차례로 지나고 나면 긴 구간인 유리체를 통과해야 합니다. 한편 빛은 둥그스름한 각막의 어느 위치에 닿느냐, 즉 수차에 따라 다르게 굴절됩니다. 이때 문제는 우리 눈이 축구공보다는 럭비공에 가깝다는 점

그림 4-1 | 정시와 굴절이상

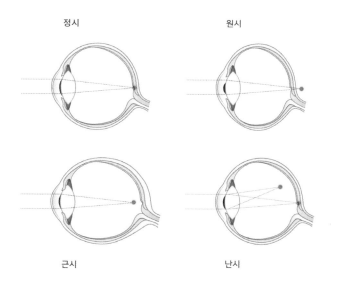

정시

원시

근시

난시

입니다. 안구는 원형이 아니라 조금 긴 듯한 타원형으로 생겼습니다. 따라서 가로와 세로의 높이가 다르고, 그로 인해 가로축과 세로축으로 들어오는 빛의 초점이 맺히는 위치에 차이가 발생할 수 있습니다. 그래서 초점이 여러 군데 맺히는 난시가 생깁니다. 앞서 스마일에 대해 설명하면서 난시를 교정할 때는 난시축을 잘 맞추는 것이 중요하다고 했는데 바로 이런 이유 때문입니다.

이제 근시와 원시, 난시를 구분할 수 있습니다. 그런데 많은 분들이 헷갈려 하는 문제가 여전히 남아 있습니다. 바로 원시와 노안을 구분하는 것입니다. 원시가 있으면 가까이 있는 것은 흐릿하게 보이지만 멀리 있는 것은 비교적 선명하게 보입니다. 노안이 생겨도 가까운 데 있는 것이 선명하게 보이지 않습니다. 원시를 볼록렌즈로 교정하듯, 노안을 교정할 때도 볼록렌즈를 씁니다. 그렇다면 원시와 노안은 같은 걸까요? 현상은 비슷하게 느껴질 수 있지만 분명히 다른 질환입니다.

원시는 망막에 정확히 맺혀야 하는 초점이 망막 너머에 맺혀 시야가 퍼져 보이는 것이고, 노안은 수정체의 탄력이 떨어져서 멀리 있는 것은 잘 보이는데 가까운 사물이 잘 안 보이는 것입니다. 그림을 보면 멀리서 들어오는 빛(빨간색 선)은 망막 중심부에 정확히 초점이 맺히는데 반해 가까운 데에서 들어오는 빛(파란색 선)은 초점이 망막 뒤에 맺히는 것을 알 수 있습니다. 앞 장에서도 설명했듯 수정체는 가까운 것을 볼 때 두꺼워지면서 초점을 앞쪽으로 당겨 줍니다. 그래서 망막 뒤에 맺히던 근거리 초점을 망막 위로 정확하게 끌어오는 신비한 역할을 합니다.

수정체의 기능은 만 40세를 전후로 완만하게 저하됩니다. 그래서 40대 중반 이후에 시력이 좋았던 정시안은 노안을 느끼게 됩니다. 노안이

그림 4-2 | 노안과 원시

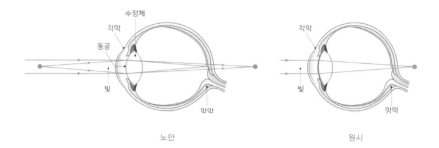

노안   원시

오면 사물이 멀리 있을 때 더 잘 보이니까 스마트폰이나 책을 볼 때 팔을 쭉 뻗어 글자를 멀리 두곤 합니다. 근시가 있어 안경을 쓰던 사람은 안경을 들어올리기도 하고요. 원시와 노안의 차이를 증상만으로 구분하자면, 노안이 주로 가까이에 있는 것에 대해 시력 불편함을 느낀다면 원시는 거리와 관계없이 모든 초점이 망막 뒤쪽에 맺히기 때문에 전반적으로 시력 불편함을 일으킨다는 차이가 있습니다.

　요즘은 초등학교에서도 꽤 두꺼운 안경을 쓴 어린이들을 제법 볼 수 있습니다. 성인들도 마찬가지입니다. 블루라이트를 차단하기 위한 보안경이나 패션 소품으로 안경을 쓰는 이들도 있지만, 눈이 나빠서 어쩔 수 없이 안경을 쓰는 분들이 절대다수입니다. 장담컨대, 주변에서 눈이 나쁘지 않은 사람을 찾는 게 더 어려울 겁니다. 지금 있는 곳을 한번 둘러보세요. 안경을 쓴 사람이 몇 퍼센트나 되나요? 안경을 쓰지 않았다 해도 눈이 좋을 가능성보다 렌즈 착용자이거나, 시력교정수술을 했을 가능성이 높습니다.

　실제로 이 세상에는 눈 나쁜 사람이 점점 늘고 있습니다. 여러 통계와 연구 결과들이 이를 뒷받침하는데요, 안타깝게도 동아시아, 그중에서도 우리나라의 근시 유병률은 점점 증가하고 있으며 앞으로도 계속 증가할 것으로 보입니다. 안과 전문의로서도, 삼 남매를 키우는 아버지 입장에서도 매우 쓸쓸한 일입니다.

우선 세계적인 현상부터 살펴볼까요? 2010년을 기준으로 3~4명 가운데 1명은 눈이 나쁜 사람입니다. 2000년부터 2050년까지의 근시 발생률을 다룬 논문[18]에서 그 내용을 확인할 수 있습니다. 2010년에는 정확히 전 세계 인구의 27%(18억9천만 명)가 근시로, 근시의 10%에 해당하는 2.8%(1억7천만 명)이 고도근시로 확인되었습니다. 3~4명 중 1명이라고 하면 '별로 안 많네'라고 생각하실 수도 있을 것입니다. 이 세계적인 현상을 우리가 살고 있는 동아시아로 좁히면 근시 발생빈도가 약 50%로 올라갑니다. 2명 중 1명꼴이지요. 실제로 우리나라를 포함해 중국, 일본, 싱가포르 등이 근시가 많은 국가로 알려져 있습니다. 반면 호주와 유럽, 북남미는 상대적으로 근시 발생률이 적은 것으로 알려져 있습니다. 그리고 시간은 또 10년 이상 흘렀습니다. 근시 인구는 시간의 흐름만큼 더 늘고 있습니다.

앞서 언급한 논문은 UN의 인구분포 역학조사와 그에 따른 나이, 시간을 영향을 고려해 2050년의 근시 발생률을 예측하고 있습니다. 2050년이 되면 근시는 전 세계 인구의 52%(50억 명), 고도근시는 10%(9억2천만 명) 정도로 증가할 것으로 예측됩니다. 2010년과 비교할 때 근시는 2배가량, 고도근시는 3배 이상 증가하는 셈이니 근시보다 고도근시가 더 가파르게 증가한다는 것을 알 수 있습니다.

이 연구의 결과에 대해 염려하게 되는 것은 단지 눈 나쁜 사람이 늘어나기 때문만은 아닙니다. 지도를 보면, 2000년에는 전 세계 어느 곳에서도 전체 인구 중 근시 환자가 50%를 넘는 곳이 없었습니다. 그런데 2050년이 되면 전 세계 국가 중 57%에서 절반 이상이 근시일 것이며, 그 흐름은 지속될 것이라고 합니다. 눈 나쁜 사람이 점점 늘어날 것이며, 계속 늘어날 것이란 뜻이지요. 특히 지금껏 근시 비중이 적었던 나라들, 이를테면 인도와 같은 곳에서 근시 인구가 급격히 증가할 것으로 예측됩니다. 또 하나 걱정되는 것은 국민소득이 높은 국가들[19]이 현재의 아시아와 비슷한 근시 유병률을 보일 것이라는 점입니다.

그렇다면 눈 나쁜 사람이 많은 것으로 알려진 동아시아, 특히 우리나라의 경우는 어떨까요?

2000년 이후 국민건강영양조사 자료와 병무청 자료를 활용해 전보다 정확하게 근시 유병률을 파악할 수 있게 되었는데요, 우리나라 전체 인구의 최소 45.6%에서 96.5%까지 근시가 관찰되었습니다. 특히 근시의 8.2%~25.2%에서 고도근시가 나타나고 있는데, 이는 다른 나라의 고도

그림 4-3 | 세계의 근시 및 고도근시 유병률(2010년과 2050년 비교)

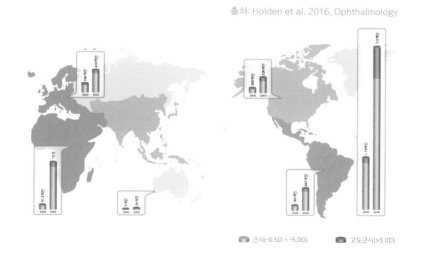

출처: Holden et al. 2016, Ophthalmology

근시(-0.5D ~ -5.0D)   고도근시(>5.0D)

그림 4-4 | 근시 증가 추세

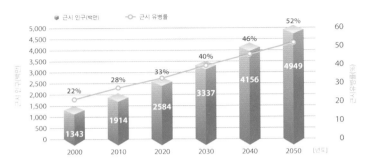

출처: Holden et al. 2016, Ophthalmology

그림 4-4-1 | 고도근시 증가 추세

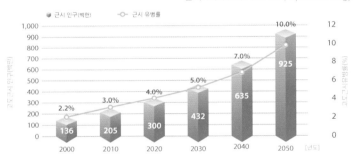

출처: Holden et al. 2016, Ophthalmology

근시 비율에 비해 두드러지게 높은 수치입니다.

더 큰 문제는 청소년의 눈이 나빠지고 있다는 점입니다. 지난 2014년 대한안과학회에서 2008~2012년의 국민건강영양조사 자료를 분석해 '우리나라 10대 근시 유병률 현황'을 발표했는데요, 전 연령대 대비 10대 의 근시 유병률이 가장 높았습니다. 무려 80.4%, 10명 중 8명이 잘 안 보 인다고 호소하고 있으며, 그중 12%가 실명을 유발할 수 있는 고도근시였습니다. 이는 60대 노인보다 근시는 4배 이상, 고도근시는 8배 가까이 높은 수준입니다. 더욱 걱정되는 것은 청소년 근시의 70%가량이 중등도, 고도근시라는 점입니다.

시간이 지날수록 눈이 나쁜 청소년이 많아지고 있다는 것도 문제입니

그림 4-5 | 연령대별 근시 유병률

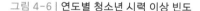

유병률(%)

출처: 대한안과학회

	경도 근시	≤-0.75D >-2D
	중근도 근시	≤-2D >-6D
	고도 근시	≤-6D

- 5~11세: 49.3% (25.5 / 21.7 / 2.1)
- 12~18세: 80.4% (25.1 / 43.6 / 11.7)
- 19~29: 75.0% (27.3 / 36.2 / 11.5)
- 30~39: 67.6% (30.7 / 30.0 / 6.9)
- 40~49: 55.6% (29.6 / 20.4 / 5.6)
- 50~59: 31.0% (19.2 / 9.9)
- 60~69: 18.5% (11.8 / 5.2)
- 70+: 28.8% (20.1 / 7.6)

연령대(세)

그림 4-6 | 연도별 청소년 시력 이상 빈도

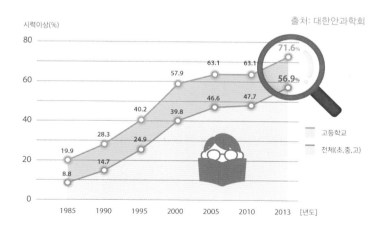

시력이상(%)

출처: 대한안과학회

고등학교: 1985 19.9, 1990 28.3, 1995 40.2, 2000 57.9, 2005 63.1, 2010 63.1, 2013 71.6%

전체(초,중,고): 1985 8.8, 1990 14.7, 1995 24.9, 2000 39.8, 2005 46.6, 2010 47.7, 2013 56.9%

[년도]

다. 1985년에는 초중고생의 8.8%만 근시였는데, 2013년에는 절반 이상인 56.9%가 근시였습니다. 이 중 성인에 가까운, 즉 시력이 완성되어 가는 고등학생의 수치를 보면 71.6%가 근시였습니다. 시간이 흘러 지금은 2021년이니 근시 청소년은 분명 더 늘었을 것입니다. 한 반에 30명의 학생이 있다면 20명 이상이 안경을 쓰고 있으리라 추측됩니다.

근거 없는 추측은 아닙니다. 시력교정수술을 위해 제가 일하는 병원에 오는 환자 분포를 살펴보더라도 시간이 지날수록 근시 정도가 심해짐을 알 수 있습니다. 6디옵터 이상의 근시 비율이 2016년 35%에서 2020년 40%로 증가했습니다. 여기서 염두에 두어야 할 것은 우리 병원 내원 환자는 대부분 20대이며, 대부분 시력교정수술을 하기로 결심하고 찾아온다는 점입니다. 그러므로 안경이나 렌즈 등 다른 방법으로 근시를 견디는 인구의 비율은 병원에서 보이는 증가세보다 훨씬 더 클 것입니다.

눈 나쁜 사람 좀 늘어나는 게 대수냐고 반문할 수도 있습니다. 그러나 이때 분명히 짚고 넘어가야 하는 것은 근시는 '질환'이라는 점입니다. 즉, 눈이 나쁜 것은 병입니다. 일단 눈이 나쁘면 점점 더 나빠질 수 있고 실명이 될 수도 있습니다. 안과의 언어로 이야기하자면, 근시와 난시, 원시와 같은 굴절이상은 실명의 두 번째로 큰 원인이며, 중등도 및 고도 시력 장애의 주요 원인입니다. 특히 고도근시는 황반변성, 백내장, 녹내장 등의 안과 질환에서도 자유롭지 못합니다. 그런 점에서 청소년의 근시 유병률이 늘어나고 있다는 점을 심각하게 인식해야 합니다.

근시 확산 속도를 50%만 억제할 수 있다면 고도근시 출현은 최대 90%를 예방할 수 있습니다. 따라서 어린 시절부터 시력의 중요성을 인지하고 제대로 관리하고 치료하는 국가적인 접근이 반드시 필요하다고 생각합니다. 그를 통해 근시 확산속도는 낮추고, 근시를 위한 정확한 정보는 더 쉽게 찾을 수 있게 되기를 바랍니다. 막연한 두려움이나 불안을 키우는 정보가 아니라 안전한 치료법에 대한 정확한 정보가 확산되기를 바랍니다.

03 | 고도근시는 나쁜 눈 중 제일 나쁜 눈인가요?

　고도근시는 시력이 많이 나쁜 눈을 의미합니다. 눈이 침침하다, 잘 안 보인다를 넘어 안경이나 콘택트렌즈 없이는 일상생활이 어려운 분도 많습니다. 이런 분들은 보통 자신의 시력을 마이너스라고 표현합니다. '내 시력은 0.2야'보다 '내 시력은 -2야'라고 할 때 그 정도가 더 심하게 느껴집니다. 마이너스 부호와 숫자를 연결해 사용하니 정확하게 느껴지기도 하고요. 그런데 사실 마이너스 시력은 없습니다.

　우리 눈이 원형의 구(求) 형태라는 것은 누구나 상식적으로 알고 있는 사실입니다. 직경 21~27mm의 섬세한 원형 구조물인 안구에 마이너스라는 표현은 어울리지 않습니다. 잘못된 이 표현이 어떻게 우리 언어생활에 자리잡은 것인지 정확하게 알 길은 없지만 아마도 안경이나 렌즈 처방전에서 발견되는 - 부호를 보고 자신의 눈을 마이너스로 지칭하는 것이 아닐까 조심스럽게 예상해 봅니다.

앞서 근시는 오목렌즈, 원시는 볼록렌즈로 교정할 수 있다고 했습니다. 안경이나 렌즈 처방전을 작성할 때는 황반에서 정확하게 초점을 맞출 수 있을만큼의 도수를 디옵터D, diopter로 표기하고 근시를 교정하는 오목렌즈를 마이너스 부호(−), 원시를 교정하는 볼록렌즈는 플러스 부호(+)로 표기하여 디옵터 앞에 두게 됩니다. 여기에서 마이너스 시력이라는 잘못된 표현이 나오지 않았을까 추측합니다.

근시는 여러 가지 방법으로 구분할 수 있는데, 일반적으로는 도수에 따라 구간별로 나누곤 합니다.[20]

경도근시: 0 ~ -3 디옵터

중등도근시: -3 디옵터 ~ -6 디옵터

고도근시: 〉-6 디옵터

그림 4-7 | 근시별 바라보는 풍경

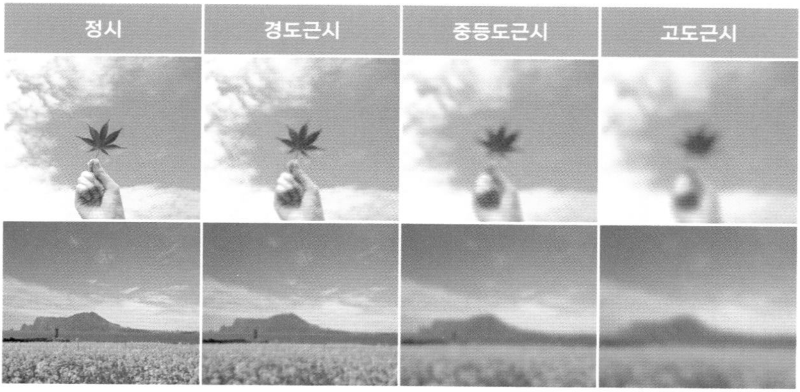

-6 디옵터 이상을 고도근시로 보는 것이 보편적이지만, 고도근시의 기준을 강화하려는 움직임도 있습니다. 2015년 호주에서 열린 세계보건기구 WHO 회의에서는 전 세계의 근시학자들이 모여 근시와 고도근시를 새롭게 정의했습니다.[21] 어느 한쪽 눈이라도 -0.5 디옵터 이상의 굴절이상이 있다면 근시로, -5 디옵터 이상의 근시는 고도근시로 구분하자고 제안한 것이지요. 근시를 질병으로 인식하고 보다 적극적으로 치료하기 위한 제안이라고 생각합니다.

 고도근시 중에서 눈의 앞뒤 길이인 안축장이 26mm보다 길면서 황반을 포함한 안구 뒤쪽이 확장된 후포도종, 망막 및 맥락막이 점진적으로 변화하는 등의 퇴행성 변화가 있는 경우를 일컫는 변성근시 degenerative myopia 또는 병적근시 pathologic myopia도 있습니다. 병적근시는 성장이 끝난 만 20세 이후에도 안축장 길이가 계속 변하면서 근시 또한 지속적으로 진행된다는 부분이 고도근시와 구분되는 점입니다. 성장기가 끝나면 안축장의 성장도 멈추면서 시력이 바뀌지 않아야 하는데, 병적근시인 경우에는 성인이 되어서도 안경 도수를 계속 바꿔야 하는 상황이 되는 것입니다. 눈이 그저 많이 나쁜 것이 아니라 성년 이후에도 안경을 거듭 바꾸어야 했다면 병적근시는 아닌지 확인할 필요가 있습니다. 고도근시는 시력이 낮아서 불편한 것을 너머 여러 안과 질환을 동반할 수 있는 의학적인 문제도 안고 있기 때문입니다.

 그러면 다시 처음의 질문으로 돌아가 보겠습니다. 고도근시는 나쁜 눈 중 제일 나쁜 눈인가요?

 네. 그렇다고 볼 수 있습니다. 시력, 즉 보는 힘이라는 기능적인 측면에서도 그렇지만 눈 건강 측면에서도 그렇습니다. 녹내장, 망막박리 등 여러 의학적인 위험을 안고 있어 잘 살펴야 하는 약한 눈이라고도 할 수 있습니다.

알쏭달쏭 안경처방전을 같이 살펴 볼까요?

오해의 근원이 된 안경처방전을 같이 살펴볼까요?

안경처방전				
20 년 월 일				귀하
	SPH	CYL	AXIS	PD
OD				
OS				

세로축의 OD는 오른쪽 눈을 뜻하는 라틴어 oculus dexter의 약자입니다. 그렇다면 OS는 왼쪽 눈을 뜻하는 라틴어 oculus sinister의 약자겠죠. 때때로 OU가 등장할 때도 있는데 이는 양쪽 눈을 뜻하는 라틴어 oculus uterque의 약자입니다.

가로축의 SPH는 근시와 원시 처방을 적어두는 항목입니다. 여기에 플러스(+)로 표기하면 볼록렌즈를 사용하여 원시를 교정하는 것이고, 마이너스(-)로 표기하면 오목렌즈를 이용해 근시를 교정한다는 뜻입니다. 예를 들어 -3.00이라고 쓰여 있다면 3 디옵터의 오목렌즈가 필요한 근시상태라는 의미입니다. 보통은 0.25 디옵터 단위로 가감하는데 0.1 단위로 세밀하게 검사하

▶▶

▶▶

여 처방하는 경우도 있을 수 있습니다.

CYL에는 난시 처방을 적어둡니다. 이곳에는 플러스와 마이너스 모두 표기할 수 있는데 대부분은 오목렌즈로 교정하는 것을 선호하므로 마이너스가 기록 되는 경우가 많습니다. CYL이 난시의 정도였다면 AXIS는 난시의 방향 즉 난 시축을 의미합니다. 난시는 도수, 즉 디옵터도 중요하지만 0도에서 180도 중 어느 방향에 난시가 위치하는지에 따라 처방이 달라집니다. 보통 1도 단위로 처방합니다.

마지막으로 PD는 눈과 눈 사이의 거리로, 안경 제작에 아주 중요한 지표가 됩니다. 눈간 거리는 불빛이 양쪽 각막에 반사되는 지점 사이의 거리를 mm 단위로 측정하여 기록합니다. 눈간 거리가 맞지 않는 안경을 쓰게 되면 안경 도수가 정확하더라도 시력이 나오지 않거나 어지러움이 발생하는 등의 불편한 증상이 발생하는 경우가 있습니다.

눈이 많이 나쁜 게 그렇게 큰 문제인가 싶을 수 있습니다. 안경이 다른 사람보다 두꺼울 수 있고, 두꺼운 렌즈를 압축하느라 안경을 맞출 때마다 비용이 좀 더 들 수 있고, 안경을 벗으면 많이 불편하다고 생각할 뿐 눈 건강 자체가 위협받고 있다고 생각하는 분은 드뭅니다.

하지만 안과 의사들이 일반근시와 고도근시를 따로 나누어 이름을 붙이고 구분하는 데는 이유가 있습니다. 고도근시의 경우 눈의 구조가 건강한 눈 형태와는 다를 수 있기 때문입니다. 고도근시는 안경이나 콘택트렌즈로 시력이 잘 교정된다 해도 안축장이 정시에 비해 길어서 결과적으로 안구를 구성하는 모든 조직이 늘어나 얇아지게 됩니다. 밀가루 반죽을 밀수록 부피는 커지고 두께는 얇아지면서 찢어지기 쉬운 것처럼 눈을 구성하는 조직도 마찬가지입니다. 안구 조직이 길고 얇아지게 되면 녹내장, 백내장, 망막박리로 이어질 수 있는 망막열공, 근시성 황반변성 등 질환이

생길 가능성이 정상시력보다 훨씬 높아지게 됩니다. 눈이 나쁘다는 것이
단순한 불편함을 넘어 우리 몸에 이처럼 큰 부담으로 이어질 수 있습니다.

표 4-1 | 고도근시의 의학적인 위험

	녹내장	백내장	망막박리	황반변성
-1.00 ~ -3.00	2.3배	2.1배	3.1배	2.2배
-3.00 ~ -5.00	3.3배	3.1배	9.0배	9.7배
-5.00 ~ -7.00	3.3배	5.5배	21.5배	40.6배
< -7.00	–	–	44.2배	126.8배

자칫하면 시력을 잃을 수도 있는 이 아찔한 질환들은 눈이 나쁠수록,
즉 근시의 정도가 심할수록 발생 가능성도 높아집니다. 그러므로 세계보
건기구의 권고대로 고도근시 자체가 질환임을 인식하고 정기적으로 검
진을 받고 적절한 치료를 하는 것이 필요합니다.

1) 녹내장

녹내장은 시신경이 손상되면서 시야가 좁아지는 질환으로 실명까지
유발할 수 있습니다. 한번 손상된 시신경은 다시 회복되지 않아 더 치명
적인 안질환이기도 합니다. 그러므로 예방과 조기진단이 무엇보다 중요
합니다. 시신경이 손상되는 이유로 보통 안압 상승을 꼽는데, 한국인의
경우에는 안압이 높지 않은 상태에서 시신경이 손상되는 '정상안압녹내

장'이 대부분을 차지합니다. 그래서 진단이 늦어지고 치료시기를 놓치는 경우가 드물지 않게 생기곤 합니다.

녹내장 발생 가능성은 당연히 근시 정도에도 영향을 받습니다. 근시인 경우, 정상시력군에 비해 적게는 2.3배, 많게는 3.3배까지 녹내장 발생 가능성이 올라갑니다.[22] 근시의 정도에 따라 녹내장이 생길 확률은 올라가서 경도근시에 비해 중등도·고도근시의 경우에는 녹내장 발생률이 최대 50%(1.5배)까지 높아집니다. 그러므로 눈이 나쁘다면 정기적으로 안과를 찾아 시력 외의 눈의 상태를 검진해 보기를 권합니다.

2) 백내장

백내장은 노화로 인해 수정체가 뿌옇게 혹은 누렇게 변하는 것으로, 주로 50대 중반 이후에 생깁니다. 그런데 고도근시 환자는 백내장이 더 이른 나이에 발생하는 것을 임상에서 경험하곤 합니다. 실제로 근시가 있으면 백내장 발생 가능성이 정상시력인 경우보다 2.1배에서 5.5배까지 높아집니다.[23] 또한 중등도 이상의 근시 환자는 백내장 때문에 수술을 받을 가능성이 17%나 높고 위험도는 중등도근시가 2.9배, 고도근시가 3.4배 높은 것으로 드러났습니다.

3) 망막박리

망막은 우리 눈 가장 뒤쪽에 있는 얇은 신경막입니다. 카메라에 비유하자면 필름에 해당하는 곳으로, 종이보다 얇아서 자칫 구멍이 생기거나 찢어지게 되면 안구에서 떨어져나갈 수 있습니다. 이 과정에서 황반까지 떨어지게 되면 실명을 할 수도 있습니다. 말 그대로 큰일이 나는 것입니다.

망막이 찢어지거나(열공), 눈에서 떨어져 나가는(박리) 뚜렷한 이유는 없습니다. 다만 근시 정도가 심할수록 망막박리도 급격하게 증가한다는 것은 명확합니다. 경도근시에서 중등도, 고도근시로 올라갈수록 그 확률은 급격히 높아집니다. 특히 -7 디옵터 이상의 고도근시인 경우에는 망막박리 가능성이 정상시력보다 44배나 높아집니다.

망막질환은 나이와 관계가 없습니다. 그러므로 갑자기 눈 앞에 벌레 같은 점이 떠다니는 듯 느껴진다거나(비문증), 번쩍이는 섬광 현상을 느끼거나 주변부 시야가 좁아진 것 같다면 바로 안과로 가야 합니다. 동공을 확대하는 산동제를 넣은 후 망막검사를 함으로써 혹시 모를 망막열공(찢어짐)이나 박리 등이 있지는 않은지 확인해야 합니다.

4) 황반변성

망막 한가운데에 있는 황반은 중심 시력의 90%를 담당하는 매우 중요한 기관입니다. 중심 시력은 일반적으로 측정하는 시력으로, 우리가 사물의 색과 윤곽을 또렷하게 볼 수 있는 것은 황반 덕분입니다. 황반에 문제가 생기는 황반변성은 나이가 들수록 많이 생기는 것으로 알려져 있습니다. 평균 수명이 증가하고, 혈압이나 당뇨 같은 대사성 질환이 늘면서 황반에 비정상적인 혈관이 새로 만들어지고, 이 혈관이 터지고 회복하기를 반복하는 과정에서 황반의 기능이 떨어진 탓입니다. 그런데 이런 증

그림 4-8 | 고도근시에서 관찰된 황반변시 사례들

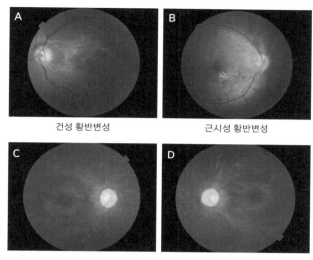

건성 황반변성

근시성 황반변성

색소성 황반변성

- A: 건성 황반변성은 황반 밑에 노폐물이 쌓인 것으로 아주 늦게 발견하지만 않는다면 대부분 시력에 큰 영향을 주지는 않습니다.
- B: 근시성 황반변성으로 황반에 출혈 소견과 신생혈관막이 관찰됩니다. 황반이 이 정도로 변화하면 시력이 심각하게 떨어지고 심한 경우에는 시력이 거의 나오지 않을 수도 있습니다.
- C, D: 황반 색소의 밀도가 줄어들면서 변성이 생기면 시력이 떨어지고 색을 구별하기 어려워질 수 있습니다.

상이 고도근시 환자에게서도 나타납니다. 나이가 많든 적든, 대사성 질환이 있든 없든 관계없이 말이지요. 이를 '근시성 황반변성'이라고 합니다. 근시 자체가 원인이 되어 황반을 위협하고 기능을 떨어뜨리는 것입니다.

근시성 황반변성이라는 이름이 무색하지 않게, 이 병은 근시의 정도에 정확히 비례해 발생 가능성도 증가합니다. 근시가 심할수록 황반변성이 될 가능성이 정말 가파르게 상승합니다. 경도근시는 정상시력보다 2.2배 정도 높아질 뿐이지만, -7 디옵터 이상의 고도근시는 무려 126.8배나 더 위험합니다. 아찔한 수준입니다.

다행히 최근에는 근시성 황반변성을 항체 주사anti-VEGF therapy[24] 등으로 치료할 수 있습니다. 다른 유형의 황반변성보다 예후도 좋아서 조기 발견해서 적극 치료하는 것이 중요합니다.

유전과 환경적 요인 중 │ 05
무엇이 눈을 나쁘게 만드나요?

어린이·청소년 환자를 상담하다 보면 아이 눈이 왜 이렇게 나빠진 거냐는 질문을 종종 받습니다. 부모님이 원하는 대답은 짐작이 갑니다. TV를 많이 보아서, 게임을 많이 해서, 스마트폰을 너무 많이 봐서 눈이 나빠진 것이라는 이야기를 듣고 싶어 하십니다. 맞습니다. 아이들이 TV나 컴퓨터나 스마트폰처럼 빛을 내는 사물을 가까이하는 것은 안과 의사로서도, 세 아이의 아버지로서도 달갑지 않은 일입니다.

한편으로는 이런 질문도 받곤 합니다.

"눈 나쁜 게 유전되고 그러지는 않지요?"

안타깝게도 이 질문에는 원하는 대답을 해드릴 수가 없습니다. 근시나 난시는 환경적인 요인도 있지만, 가족력도 중요한 요인이 됩니다. 그래서 저도 다시 묻게 됩니다.

"가족 중에 누가 눈이 나쁜가요?"

어머니가 보호자로 동반한 경우, 아버지들이 의문의 1패를 하기도 합니다.

"애기 아빠가 눈이 많이 나빠요. 친정 쪽은 눈 나쁜 사람이 별로 없는데… 시댁 식구들이 다 두꺼운 안경을 쓰고…."

아이의 시력은 아버지와 어머니 모두의 가족력에 영향을 받습니다. 삼성의료원 안과 임동희 교수와 가톨릭의대 예방의학과 임현우 교수 등이 국민건강영양조사를 분석한 결과에 의하면, 부모가 모두 근시라면 자녀에게 근시가 생길 위험이 그렇지 않은 경우보다 최대 11.4배까지 높았습니다. 부모 중 한쪽만 근시더라도 자녀의 근시 유병률은 증가했습니다. 부모의 근시 정도가 심할수록 이러한 연관성이 뚜렷해지는 만큼 부모의 눈이 나쁘다면 자녀의 시력 관리에 더욱 주의를 기울여야 합니다. 유전적 성향이 근시에 미치는 영향을 파악하기 위해 46,000명의 사례를 분석한 대규모 연구[25]나 미국의 유전진단업체에서 59,000명 이상을 대상으로 근시를 일으키는 유전자 변이에 대해 연구한 결과[26], 세계보건기구에서 쌍둥이의 근시 정도를 비교한 연구 등을 종합할 때 근시의 60~80%는 유전된다고 설명할 수 있습니다. 실제로 50년 전에는 근시는 유전적 성향이 강하고, 환경적 영향은 매우 제한적이라고 여기기도 했습니다.[27]

하지만 우리가 어떻게 살고 있는지를 보노라면 아이 눈이 나쁜 것을 부모 탓으로 단정짓기는 어렵습니다. 우리 눈은 분명 환경의 영향을 받고 있습니다. 연구자들이 영장류를 포함한 실험에서 밝혀낸 사실[28], 눈의 특정한 자극을 주었을 때 안구 길이의 성장을 빠르게 하거나 억제할 수 있다는 것이 그 근거입니다. 그리고 그 영향은 안타깝게도 부정적인 쪽으로 점점 커지고 있습니다.

근시가 생기는 이유, 그리고 눈이 계속 나빠지는 이유로 두 가지를 꼽을 수 있습니다. 예상대로 TV, 컴퓨터와 스마트폰, 책 등 근거리 작업이 늘어난 반면 야외활동 시간은 크게 줄었기 때문입니다.

아이, 어른 가릴 것 없이 손에 든 것, 팔을 뻗으면 닿을 만한 거리에 있는 화면을 바라보는 시간이 늘고 있습니다. 이렇게 되면 근거리 작업이 눈 외부의 근육의 힘, 수정체와 동공 주변 근육의 긴장 그리고 내려다보는 시선 등이 생체역학적 원인으로 작용하여 안구가 길어지게 하고, 이는 근시로 이어집니다.[29]

미래창조과학부의 최근 조사에 따르면, 우리나라 10대들은 하루에 인터넷은 1시간, 스마트폰은 2.6시간가량 이용한다고 합니다. 대한안과학회에서 권장하는 하루 1시간 미만으로 스마트폰을 이용하는 청소년은 단 7.7%에 불과했습니다. 그런데 이 조사는 코로나19로 인한 재택수업의 영향은 반영되지 않은 것입니다. 지금 우리 아이들은 그 어떤 세대보다 근거리 작업을 많이 하고 있습니다. 영유아 역시 마찬가지입니다. 평균적으로 만 2.27세에 스마트폰에 노출되기 시작한다고 합니다. 만 3세가 되기 전부터 스마트폰에 익숙해져서 하루 10~40분 정도 스마트폰을 사용하고 있으며, 1시간 이상 사용하는 영유아도 9.5%나 된다고 합니다. 아이를 달래려 스마트폰을 보여 주는 것은 익숙한 풍경입니다. 이렇게 자라난 아이들이 성인이 되는 10~20년 뒤의 우리나라의 근시 유병률은 어떻게 될까요? 걱정하지 않을 수 없습니다.

야외 활동이 부족한 것도 큰 문제[30]입니다. 몽골인의 시력 비결로 드넓은 초원에서 생활하는 것을 꼽곤 합니다. 근거리 작업이 많은 우리의 생활과는 정반대이지요. 2015년 세계보건기구의 미팅에서도 한국을 포함한 동아시아 지역에서 근시가 증가하는 데는 환경적인 이유가 크다고 언급되었습니다. 동아시아 지역은 교육열과 학력이 높기로 유명합니다. 학력이 높은만큼, 학교에서 보내는 시간이 많다 보니 야외 활동 시간은 줄어든 것이 이 지역의 근시 증가의 원인이 될 수 있다는 것이지요. 또한 싱가포르와 중국, 대만 등에서 진행된 수많은 연구 결과도 야외활동 부족을 근시의 원인으로 제시합니다. 도심과 교외지역 아이들을 비교한 연구를 보면 도심의 아이들이 교외지역에 사는 아이들보다 근시 유병률이 더 높게 나타납니다. 도심의 아이들이 상대적으로 야외활동 시간이 적은 것이 이유입니다.

이런 현실에서 코로나19가 아이들의 근시 발생을 더 부추기지는 않을지 염려됩니다. 그렇지 않아도 아이들이 실내생활을 많이 하는 편이었는데, 감염병으로 인해 야외활동은커녕 등교까지 제약받아야 했던 현실이 아이들의 생활습관을 더 나쁘게 만들고 있습니다. 이러한 우려가 현실화되고 있다는 것이 속속 드러나고 있습니다. 2021년 캐나다 검안사협회는 3~5세의 건강한 유아들에게서 안구건조증이 눈에 띄게 늘고 있다고 발표했습니다. 코로나19 때문에 유아들의 영상 시청 시간이 크게 늘어난 탓입니다. 2020년 중국에서도 6~8세의 근시 어린이가 증가했습니다. 베이징 남쪽에 자리한 페이청시에서 10개의 초등학교에 다니는 6~13세 123,535명을 분석했더니 9~13세의 근시 유병률은 예년 수준이었던 데 반해, 9세 미만인 6~8세에서는 예년보다 근시를 호소하는 어린이가 1.4배에서 3배까지 많았습니다. 이 역시 실내 체류 시간 증가가 주 원인으로 지목되었습니다.

이런 이야기를 하면 부모님들은 자책하기 십상입니다. 맞벌이를 하는 분들은 자책이 심해지기도 하고, 학원이다 뭐다 아이를 들볶지 말라며 주 양육자를 탓하기도 합니다. 당장 교외지역으로 이사를 갈 수도 없어 근심이 깊어지기도 합니다. 근시가 부모님 탓이라는 이야기를 하려는 것이 아닙니다.

저는 어린이와 청소년의 눈이 나빠지는 이 현실을 타계할 방법을 공교육에서 찾을 수 있다고 조심스럽게 제안합니다. 우리나라의 공교육은 이미 코로나 이전에도 야외활동을 제한해 왔습니다. 운동장 만들 공간은 부족하고 미세먼지는 늘어나는 현실 등을 이유로 운동장 대신 실내 체육관을 많이 짓는 방향으로 정책이 입안되어 왔습니다. 현실적인 문제는 이해하지만 시야를 크게 보았으면 하는 바람이 있습니다. 같은 한계를 겪고 있음에도 근시와 고도근시의 심각성을 인지한 아시아의 몇몇 나라에서는 강제성을 두어서라도 아이들을 야외로 이끌고 있습니다. 하루 2시간 이상 야외활동을 국가적 공익 캠페인으로 활발하게 진행하고 있습니다.

근시는 일단 생기면 치료약이 없습니다. 안경이나 콘택트렌즈와 같은 시력보조기구를 사용하거나, 성인이 된 이후 시력교정수술을 하는 것 외에는 방법이 없습니다. 또한, 성장기의 다른 건강 관리와 마찬가지로 10대의 근시 관리는 평생의 시력을 좌우할 수 있습니다.

유아·청소년의 눈이 점점 나빠지는 것은 한 개인의 시력 악화를 넘어섭니다. 가깝게는 안경 등의 시력보조기구 구매, 시력교정수술로 인한 가계 재정에 부담이 될 수 있고, 자칫 개인의 시력을 심각하게 훼손할 만큼 눈 건강이 위협받는다면 치료하기도 어려울뿐더러 국민건강보험 재정을 악화시키는 원인이 될 수 있습니다. 일파만파의 부정적 순환을 끊는 해결책이 교육 정책에 있을 수도 있습니다.

참고문헌

18 Holden B, Fricke TR, Wilson DA, Jon M, Naidoo KS, Sankaridurg P et al. Global prevalence of myopia, high myopia, and temporal trends from 2000 to 2050. Ophthalmology. 2016;123:1036-1042.

19 아시아태평양 국가, 동아시아 및 남동아시아, 국민소득이 높은 북미와 남미의 남쪽 일부, 유럽 전체, 북아프리카, 중동, 아프리카의 30% 정도가 이에 해당합니다.

20 Liane Glazer and Dimitri T. Azar. Refractive Errors and Their treatment in Lasik fundementals, surgical techniques and Complications. 2003;1-16.

21 The Impact of Myopia and High Myopia. Report of the Joint World Health Organization-Brien Holden Vision Insititute. Global Scientific meeting on Myopia. 2015.

22 Marcus MW, de Vries MM, Junoy Montolio FG, Jansonius NM. Myopia as a risk factor for open-anlge glaucoma: a systematic review and meta-analysis. Ophthalmology 2011;118(10):1989-94 e2.

23 Younan C, Mitchell P, Cumming RG, Roshtchina E, Wang JJ. Myopia and incident cataract and cataract surgery: the Blue Mountains Eye Study. Invest Ophthlamol Vis Sci 2002;43(12):3625-32.

24 Zhu Y, Ahang T, Xu G, Peng L. Anti-vascular endothelial growth factor for choroidal neovascularization in people with pathological myopia. Cochreane Database of Systematic Reviews. 2016(2).

25 Verhoeven VJ, Hysi PG, Wojciechowski R, Fan Q, Guggenheim JA, Hohn R et al. Genome-wide meta-analyses of multiancestry cohorts identify multiple new susceptibility loci for refractive error and myopia. Nature Genetics. 2013;45:314-8.

26 Keifer AK, Tung JY, Do CB, Hinds DA, Mountain JL, Francke U et al. Genome-wide analysis points to roles for extracellular matrix remodeling, the visual cycle, and neuronal development in myopia. PLoS Genet. 2013;9(2):e1003299.

27 Sorsby A. Refraction and its components in twins. Privy council, Medical research council, Special report series, n 303. London: HM Stationery Office, 1962.

28 Wallman J, Winawer J. Homeostasis of eye growth and the question of myopia. Neuron 2004; 43:447-68.

29 Ghosh A, Collins MJ, Hegarty KJ, Priddle SB, Smith JM et al. Axial elongation associated with biomechanical factors during near work. Optom Vis Sci. 2014;91:322-9.

30 Lin Z, Vasudevan B, Jhanji V, Mao GY, Gao TY, Wang FH et al. Near work, outdoor acitivity, and their association with refractive error. Optom Vis Sci. 2014;91:376-82.

안내렌즈삽입술
Q&A

☐ _____

☐ _____

☐ _____

☐ _____

안내렌즈삽입술 전에 반드시 확인해야 하는 것이 있나요?

안내렌즈삽입술은 눈 안에 렌즈를 직접 넣는 만큼 렌즈가 들어갈 공간을 정확히 파악하고, 그에 맞는 렌즈를 선택하는 것이 중요합니다. 렌즈가 안구 내부 공간보다 작으면 눈 안에서 움직이며 이탈하거나 수정체와 마찰을 일으켜 백내장을 유발할 수 있습니다. 반대로 안구보다 크면 눈과 렌즈가 닿으면서 방수의 흐름을 막아 안압을 상승시켜 녹내장이 생길 수 있습니다.

정확한 판단이 중요한 수술이기 때문에 의료진의 숙련도가 매우 중요합니다. 레이저를 사용하지 않고 수술의 전 과정이 의사의 손끝에 좌우된다고 해도 과언이 아니기 때문입니다. 의료진은 여러 검사 결과를 종합해 렌즈와 수술 방법을 결정하게 됩니다. 그러므로 의료진의 판단의 근거가 되는 정확한 검사 결과가 중요합니다.

병원마다 다르기는 하지만, 안내렌즈삽입술 전에는 수십 가지 검사를 하게 됩니다. 각막의 크기와 두께, 안압은 물론 렌즈가 들어갈 곳의 위치와 깊이 등 여러 가지를 고려해야 하기 때문입니다. 그 중 안내렌즈삽입술 전 반드시 해야 하는 몇 가지 검사가 있습니다.

❶ 각막지형도검사

각막지형도를 통해 각막의 굴절력 및 동공 크기, 전방 깊이 등 각막의 전반적인 상태를 확인할 수 있습니다. 또한 원추각막 등 각막의 비정상적인 요소도 확인할 수 있습니다. 이를 통해 수술 가능 여부와 수술 방법 등을 판단하게 됩니다.

❷ 안압검사

안압이 정상보다 높지는 않은지를 파악해 녹내장 여부를 확인할 수 있으며, 안압이 21mmHg보다 높으면 안내렌즈삽입술을 할 수 없습니다.

❸ 야간 동공 크기 측정검사

동공은 어두운 곳에서는 평소보다 더 커짐으로써 더 많은 양의 빛을 받아들입니다. 그래서 야간 상황(어두운 곳)에서 동공 크기를 측정하여 수술 후 빛번짐 등의 문제 가능성을 예측해 볼 수 있습니다.

❹ OCT검사

눈을 위한 CT검사입니다. 안구 내부를 정확히 파악해서 녹내장, 황반변성이나 기타 망막 질환이 있는지 확인할 수 있게 해줍니다.

❺ 전안부 OCT검사

안내렌즈삽입술을 할 때에만 하는 검사입니다. 각막부터 수정체까지 눈의 앞쪽 1/3을 측정해 안구 내부의 공간 등을 확인하고, 실제 렌즈가 삽입될 위치 등을 정확히 측정할 수 있습니다. 전안부 OCT검사에는 카시온2와 안테리온검사가 있습니다.

❻ UBM 초음파검사

렌즈 크기를 계산하려면 렌즈가 들어갈 부분의 형태와 크기를 정확하게 알아야 합니다. 통상 후방렌즈는 초음파를 활용하는 UBM검사로 섬모체고랑의 너비를 확인하는 방법을 사용합니다. 최근에는 전안부 OCT로 UBM검사를 대체하곤 합니다. UBM검사가 검사자에 따라 오차가 크고 검사의 편의성이 떨어지기 때문입니다.

❼ 각막내피세포검사

각막내피세포의 수가 $1m^2$에 2,000개 이하면 안내렌즈삽입술을 할 수 없습니다.

❽ 안구건조증검사

수술 전 눈물 양을 확인할 수 있습니다.

Q2. 렌즈는 어떻게 선택하게 되나요?

세상에 같은 눈을 가진 사람은 없습니다. 눈의 형태와 구조는 저마다 다르며, 때로는 한 사람의 얼굴에서 오른쪽 눈과 왼쪽 눈의 조건이 다른 경우도 있습니다. 그러므로 자신의 눈에 잘 맞는 렌즈를 찾는 것이 안내렌즈삽입술의 핵심입니다. 안내렌즈의 종류는 삽입 위치에 따라 전방과 후방, 렌즈의 재질과 제조 회사 및 국가에 따라 여러 가지로 나뉘는데 최근에 주로 사용하는 것은 후방렌즈인 ECO+ICL과 글레이즈, ECHO, 전방렌즈인 알티산과 알티플렉스를 꼽을 수 있습니다.

❶ EVO+ICL(스타서지컬, 미국)

세계 최초의 후방렌즈 디자인으로 현재 가장 많이 사용되는 안내렌즈입니다. 부드러운 콜라머 재질의 렌즈로 생체적합성이 우수하고 염증반응을 최소화한 렌즈입니다. 렌즈 중심부와 주변부에 구멍이 있어 방수의 흐름이 원활하고, 광학부가 기존 렌즈보다 넓어 동공이 확장되었을 때도 빛번짐 없이 시야가 선명하다는 장점이 있습니다. 렌즈 삽입 시 각막을 3mm 정도만 절개하기 때문에 수술 후 안구건조증이 거의 없으며, 세계 각국에서 안정성을 검증 받은 렌즈입니다. 또한 자외선 차단 기능으로 눈 속으로 들어오는 자외선으로부터 수정체와 망막과 황반을 보호할 수 있습니다.

❷ 글레이즈(바이오테크 헬스케어, 스위스)

각막과 비슷한 비구면 형태로 만들어진 렌즈로 사물이 왜곡되는 현상이 감소되어서 선명한 시력을 얻을 수 있습니다. 재질은 안정성이 충분히 확보된 하이브리드 아크릴 재질로 단단하고 내구성이 강한 편이라서 수술 중 렌즈의 조작성은 떨어지지만 고정력이 좋은 편입니다. 글레이즈 역시 자외선 차단 기능이 있으며, 렌즈 중심부의 구멍을 통해 방수가 원활하게 흐르는 장점이 있습니다.

❸ ECHO(케어그룹, 인도)
7개의 구멍을 지닌 후방렌즈입니다. ICL, 글레이즈와 마찬가지로 중심부의 구멍을 통해 방수 흐름을 원활하게 유도하여 안압의 안정성을 확보한 렌즈입니다. 비구면 형태의 렌즈로 초고도근시에게 사용하면 빛간섭이나 번짐을 줄일 수 있다는 장점이 있습니다. 국내에서 유일하게 원시를 교정할 수 있는 렌즈로 원시환자나 시력교정수술 후 과교정으로 인한 재교정에 유용하게 사용될 수 있다는 장점이 있습니다.

❹ 알티산/알티플렉스(옵텍, 네덜란드)
홍채 앞에 삽입하는 전방렌즈입니다. 현재 활용하는 안내렌즈 중 가장 오래된 만큼 안정적인 수술입니다. 다만, 내피세포 감소율이 후방렌즈보다 높아 수술 후 유지기간이 상대적으로 짧을 수 있다는 단점이 있습니다. 알티산은 재질이 비교적 단단하며, 알티플렉스는 유연하다는 차이가 있습니다.

Q3. 눈에 티끌만 들어가도 불편한데 눈 안에 렌즈를 넣어도 아프거나 불편하지 않나요?

안내렌즈삽입술 후 한동안 적응 기간이 필요한 경우도 있긴 합니다만, 렌즈로 인한 이물감을 호소하는 경우는 없습니다. 안내렌즈는 콜라머, 하이드로아크릴 등 안정성을 인증 받은 인체 친화적인 재질로 만들기 때문이며 안전하며, 눈 안에서 깨지거나 부패하는 등 변형되는 경우도 없습니다.

Q4. 콘택트렌즈나 컬러렌즈를 착용하면 렌즈를 끼고 있다는 것을 다른 사람이 알 수 있잖아요. 안내렌즈도 다른 사람 눈에 보이지는 않을까요?

안내렌즈는 삽입하는 위치에 따라 홍채 앞에 넣는 전방렌즈와 뒤에 넣는 후방렌즈로 나뉩니다. 홍채는 투명한 각막 너머에 있기 때문에 전방렌즈를 삽입한 경우 밤에 빛을 반사하여 반짝거림이 있을 수 있고, 이런 경우 드물게 다른 사람이 렌즈의 존재를 알 수도 있습니다.

반면, 홍채 뒤에 삽입하는 후방렌즈는 홍채색소 너머에 있으므로 다른 이에게 보이지 않습니다.

물론 가능합니다. 안내렌즈삽입술을 할 때에는 렌즈를 넣기 위해 각막을 소량 절개하게 되는데, 이때 난시를 교정할 수 있습니다. 난시가 심하지 않은 경우에는 절개창의 크기와 방향을 난시 방향에 맞춤으로써 난시를 교정할 수 있습니다. 이를 각막이완절개술이라고 합니다.

난시가 심한 경우에는 안내렌즈에 근시와 난시 도수를 모두 넣은 난시교정용 토릭렌즈를 사용해 난시를 교정합니다. 안내렌즈의 종류마다 별도의 토릭렌즈가 있습니다.

Q6. 눈 안에 렌즈를 넣는 수술인데, 왜 수술 전에 콘택트렌즈를 끼지 말라고 하는 건가요?

안내렌즈를 잘 삽입하려면 눈의 구조와 형태, 크기 등을 정확하게 알아야 합니다. 그러려면 평소의 눈 상태를 정밀하게 파악해야 합니다. 콘택트렌즈를 착용하면 렌즈에 안구가 눌려서 온전한 눈 상태가 아닐 수 있습니다. 콘택트렌즈를 끼고 있으면 수술과 렌즈 선택에 중요한 근거가 되는 각막곡률, 전방 깊이 등 여러 수치가 본연의 눈과 다르게 측정될 수 있습니다. 그래서 안내렌즈삽입술뿐 아니라 시력교정수술을 위한 검사를 하기 전에는 온전한 눈 상태로 돌아올 수 있을 만큼의 시간 동안 렌즈를 착용하지 않는 기간이 필요합니다. 이 기간은 렌즈의 종류에 따라 달라집니다.

- 드림렌즈: 1개월
- 하드렌즈: 10일
- 난시용 소프트렌즈: 6일
- 소프트/하이드로겔(실리콘) 렌즈: 4일

Q7. 수술 시간은 얼마나 걸리나요?

수술 시간 자체는 오래 걸리지 않습니다. 한쪽 눈에 10~15분 남짓, 양쪽 눈을 모두 수술해도 30분이면 충분합니다. 다만 수술 전 1~2시간 전 전방렌즈삽입술은 동공을 작게 만드는 축동제 안약을, 후방렌즈삽입술은 동공을 크게 만드는 산동제 안약을 넣어야 합니다. 이 같은 수술 전 검사와 마취 시간을 고려해 수술 2시간 전에는 병원에 도착할 것을 권합니다.

수술 후에는 30분에서 1시간 정도 병원에 머물면서 회복 시간을 가진 후 안압에 문제가 없으면 귀가하게 됩니다. 그러므로 수술 당일 병원에 머무는 시간은 최대 4시간 정도라고 볼 수 있습니다.

Q8. 안내렌즈삽입술 할 때도 수술복으로 갈아입어야 하나요? 수술 전에 신경 써야 할 다른 것이 있을까요?

안내렌즈삽입술을 비롯한 시력교정수술은 환자가 입고 온 옷 위에 수술 가운을 덧입고 수술실에 들어갑니다. 복장이 수술에 영향을 미치지는 않지만, 누워서 수술을 받게 되므로 편안한 옷을 입는 것이 좋고 모자가 달린 옷이나 치마는 피하는 것이 좋습니다.

수술 당일에는 화장을 하면 안 됩니다. 스킨과 로션을 제외한 화장품은 금지입니다. 간혹 눈화장만 안 하고 가벼운 메이크업을 하고 내원하는 분들이 있는데 이런 경우 수술 전 화장을 지워야 합니다.

수술 당일 내원할 때는 대중교통을 이용하거나 가족과 동행해야 합니다. 수술 전 망막검사를 하게 되므로 근거리 시력이 불편할 수 있고, 수술로 인해 일시적으로 눈이 부실 수도 있어서 수술 당일 직접 운전하는 것은 금지하고 있습니다.

수술 전날에는 충분히 쉬는 것이 중요합니다. 비록 수술 시간이 길진 않지만 안내렌즈삽입술도 기존의 몸의 조건을 바꾸는 수술입니다. 그러므로 적어도 수술 하루 전날은 충분한 수면과 휴식, 금주가 필수입니다.

Q9. 안내렌즈삽입술을 하고 나면 언제부터 잘 보이나요?

수술 직후부터 바로 잘 보이는 분들도 있고, 수술 초기에는 시야가 뿌옇게 흐리거나 겹쳐 보이고 양쪽 눈의 시력이 차이나는 경우도 있습니다. 하지만 대부분은 수술 다음 날부터는 깨끗하게 잘 보입니다.

수술이 잘 끝나고 시력이 잘 나온다고 해서 수술 전 일상으로 바로 돌아가서는 안 됩니다. 잘 보인다고 해도 회복 기간이 반드시 필요합니다. 방심하지 말고 병원에서 알려 준 주의사항을 잘 지키는 것이 중요합니다.

수술 당일부터 3일 정도까지는 고개를 숙이지 않도록 주의해야 합니다. 머리가 앞으로 쏠리면 안압이 올라갈 수도 있기 때문입니다. 같은 이유로 엎드려서 자는 것도 피해야 합니다. 특히 머리를 심하게 움직이거나 눈을 비비면 안 됩니다. 또한 눈이 세게 눌리거나 부딪히지 않도록 주의해야 합니다. 잠은 반듯하게 누워서 자고, 잠결에 눈을 비비는 것을 막기 위해 플라스틱 안대를 착용하고 잠자리에 들도록 합니다.

수술 2주 후까지는 눈을 절대 비비지 말아야 합니다. TV, 컴퓨터 모니터, 스마트폰을 오래 바라보는 등 눈을 피곤하게 하는 환경도 피하는 것이 좋습니다.

귀가 후 갑자기 시력이 떨어지거나 통증이 생기고 눈이 심하게 충혈된다면 바로 병원으로 가야 합니다. 만일 수술한 병원으로 가는 것이 어렵다면 가까운 응급실로 가서 눈의 상태를 확인할 필요가 있습니다.

렌즈를 삽입하기 위해 각막을 절개한 부분은 아주 작지만 상처가 아무는 동안 염증이 생기지 않도록 병원에서 처방한 항생제와 소염제 안약을 정해진 시간마다 넣는 것이 중요합니다. 또한 눈이 건조하지 않게 인공눈물을 수시로 넣고 눈을 자주 깜박이는 것이 도움이 됩니다.

임신 계획이 있다면, 모든 약을 사용 중지한 지 1개월 뒤부터 시행하도록 합니다. 만일 약을 사용하는 기간에 임신이 되었다면 병원으로 연락할 것을 권합니다.

안내렌즈삽입술을 하고나면 화장은 언제부터 할 수 있나요? 술은 언제부터 마실 수 있나요?

안내렌즈삽입술 후에는 눈에 물이 닿으면 안 되므로 세수 대신 물티슈로 가볍게 닦는 정도로 씻어내는 것이 좋습니다. 고개를 숙이지 않아야 하므로 머리를 감는 것도 하루이틀은 삼가야 합니다. 수술 3일 후부터는 드디어 물 세안과 가벼운 피부화장이 가능합니다.

수술 1주일이 지나면 스트레칭이나 조깅과 같은 가벼운 운동을 해도 괜찮습니다. 적당한 음주나 흡연, 대중목욕탕이나 사우나는 수술 2주일 후부터 가능합니다.

구기 종목과 같은 심한 운동이나 과음, 파마나 염색은 적어도 수술 후 1개월 뒤부터 시작하는 것이 안전합니다.

제대로 씻지도 못하고 하고 싶은 것도 못 하는 것이 한동안은 불편할 수도 있습니다. 하지만 밝은 시력을 유지하려면 관리와 노력은 꼭 필요합니다. 수술 후 일정 기간 동안 주의사항을 잘 지키고 정기검진을 꾸준히 받으면 안내렌즈삽입술로 얻은 시력을 오랫동안 유지할 수 있습니다.

Q12. 안내렌즈삽입술 하고 나서 컬러렌즈를 껴도 괜찮나요?

안내렌즈삽입술을 하고 나면 각막에 아주 작은 상처가 생겼다가 아문 상태이므로 눈에 부담이 되는 것은 피하는 것이 안전합니다. 특히 컬러렌즈는 일반 콘택트렌즈보다 크기가 크고 두꺼운 데다, 시력교정용 콘택트렌즈와는 재질부터 달라서 산소 투과율이 떨어집니다. 또한 색을 입히느라 렌즈 표면이 일반 콘택트렌즈보다 거칠어서 각막에 직접 닿으면 상처를 낼 수도 있습니다. 렌즈를 끼면 눈이 건조해지는 것도 문제입니다.

건강한 눈도 컬러렌즈를 오래 착용하면 쉽게 피로지고 충혈되거나, 심하면 안 질환이 생길 수도 있습니다. 안내렌즈삽입술을 한 경우에는 더욱 조심해야겠지요. 수술 후 눈이 안정될 때까지 6개월 정도는 컬러렌즈를 착용하지 않는 것이 좋습니다. 그후 부득이하게 컬러렌즈를 착용해야 한다면 최소한의 시간만 착용할 것을 권합니다.

한편, 렌즈를 선택하고 관리하는 것도 중요합니다. 일부 저가형 컬러렌즈 중에는 표면이 상당히 거친 제품도 있습니다. 렌즈에 염료를 입히는 과정이 컬러렌즈의 질과 안전성을 좌우하게 되므로 믿을 수 있는 회사의 제품인지 확인하고 구매할 것을 권합니다. 렌즈 사용 전후 반드시 손을 씻고 다회용렌즈는 반드시 전용 세척액으로 씻은 후 깨끗한 케이스에 보관해야 합니다. 가급적 일회용렌즈를 사용하고, 렌즈를 착용하였을 때는 눈이 건조하다고 느끼기 전에 인공눈물을 수시로 넣어 눈을 촉촉하게 유지하는 것이 눈에 부담을 덜 주는 방법입니다.

안내렌즈삽입술 후에 병원은 언제까지 다녀야 하나요?

일반적으로 안내렌즈삽입술 후에는 1개월, 6개월, 1년마다 정기검진을 합니다. 수술 1개월 후 검진에서는 수술 경과 중심으로 진료를 합니다. 시력은 물론 각막과 수정체, 망막 상태 등을 확인하며 특히 렌즈의 위치와 안압을 주의깊게 살펴보게 됩니다. 매우 드물지만 렌즈 크기가 잘 맞지 않는 경우에는 1개월 이내에 렌즈를 교체하거나 제거하게 됩니다. 안압이 높으면 스테로이드성 소염제 사용을 멈추고 지켜보거나, 필요한 경우에는 안압하강제를 처방하기도 합니다.

수술 6개월 후 검진에서는 각막내피세포의 수를 검사합니다. 각막내피세포는 사는 동안 꾸준히 줄어드는 것이 정상인데, 안내렌즈삽입술 후에 급격히 줄어드는 경우가 있습니다. 그래서 정기검진 때마다 내피세포 수를 확인합니다. 아주 드문 경우이지만 안내렌즈삽입술 후 내피세포 수가 기준 이하로 떨어지면 3개월에 한 번씩 경과를 관찰하기 시작합니다. 그 후 $1,500{\sim}1,600$개/mm^2로 떨어진다면 렌즈 제거를 선택합니다.

수술 6개월 후 검진 이후부터는 검사 결과에 따라 6개월에서 1년마다 추적관찰을 합니다. 이때부터는 안정기에 접었들었다고 스스로 판단하고 병원에 오지 않는 분들도 있습니다. 합병증을 예방하는 가장 좋은 방법은 정기적인 경과 관찰을 거르지 않는 것입니다. 특히 내피세포가 줄어들어도 어떠한 증상도 느끼지 못하므로 정기적인 병원 방문만이 내피세포 수를 확인할 수 있는 유일한 대처법이라고 할 수 있습니다.

여러 시력교정수술 중 안내렌즈삽입술을 선택했다는 것은 시력이 많이 나쁘거나 각막질환 등이 있었다는 의미이고, 이는 다른 눈보다 백내장이나 녹내장, 황반변성 등 의학적인 위험이 더 높다는 뜻이기도 합니다. 그러므로 눈과 시력을 건강하게 오래도록 유지하려면 적어도 1년에 1번 이상은 안과에 방문해 눈의 전반적인 건강 상태를 확인하는 것이 반드시 필요합니다.

Q14. 안내렌즈삽입술도 보험이 되나요?

안내렌즈삽입술은 시력교정수술로 보험(국민건강보험 및 실손보험) 혜택을 받을 수 없습니다. 보험은 질병 치료에 국한되기 때문입니다. 간혹 안내렌즈삽입술에 보험이 된다고 오해하는 경우는 백내장수술과 혼동했기 때문입니다. 백내장은 수정체가 혼탁해지는 질환이므로 치료와 수술에 보험이 적용됩니다.

이런 오해가 생긴 이유는 두 가지로 짐작됩니다. 우선, 백내장 수술과 안내렌즈삽입술은 수술 방법 면에서는 큰 차이가 없습니다. 백내장 수술은 혼탁하고 단단해진 수정체를 제거하고 인공수정체를 삽입하는 수술입니다. 안내렌즈삽입술은 홍채 앞이나 수정체 앞에 안내렌즈를 삽입하는 수술입니다. 한데, 백내장이 생기지 않은 투명한 수정체를 적출하고 인공수정체를 넣는 수술도 있습니다. 안내렌즈삽입술이 보편화되기 전에 고도근시를 교정하기 위해 사용하던 방법인데, 투명수정체적출술 및 인공수정체삽입술이라는 긴 이름을 가진 이 수술이 백내장수술로 둔갑해 보험이 되는 안내렌즈삽입술이라는 오해를 만들고 있습니다.

투명수정체적출술 및 인공수정체삽입술로도 시력을 교정할 수 있기는 하지만, 아직 건강한 수정체를 제거하는 것은 노안을 일부러 만드는 것과 같습니다. 또한 망막박리와 황반변성 등의 합병증이 생길 가능성도 높습니다. 단지 보험이 된다는 이유만으로 선택하기에는 여러모로 위험부담이 큰 수술입니다.

백내장이 생겼다면 백내장 수술을 해야겠지만, 시력교정이 목적이라면 더욱이 아직 수정체가 투명하고 건강하다면 환자의 눈에 적합한 시력교정수술을 하는 것이 맞습니다.

노안 안내렌즈삽입술과 일반 안내렌즈삽입술은 어떻게 다르나요?

40대 이후 노화가 진행되면서 수정체의 탄력이 줄어들면서 수정체만의 고유한 '조절력'이 떨어지거나 소실되면서 근거리 시력이 떨어지는 것을 노안이라고 합니다. 노안이 오면 멀리 있는 것에 비해 가까이 있는 것이 잘 안 보이게 되므로 돋보기를 사용하게 됩니다. 이를 교정하는 여러 가지 방식 중 하나가 노안 안내렌즈삽입술입니다.

노안 안내렌즈삽입술과 일반적인 안내렌즈삽입술의 수술 방법은 동일합니다. 다만, 사용하는 렌즈에 차이가 있습니다. 일반적인 안내렌즈삽입술에 사용되는 렌즈는 기본적으로 '단초점' 렌즈입니다. 멀리 있는 원거리 시력을 잘 볼 수 있게끔 도수를 넣은 렌즈를 사용하므로 시력이 교정되는 것입니다.

반면 노안 안내렌즈삽입술에서는 다초점 성격을 가진 렌즈를 사용해 근거리 시력 불편함을 해소합니다. 국내에서 허가 받은 노안 안내렌즈로는 케어그룹caregroup의 IPCL이 가장 먼저 허가를 받아 사용되고 있습니다. 또한 ICL의 제조사인 스타서지컬의 연속초점 노안 ICL도 유럽과 한국에서 허가받고 임상결과를 발표한 바 있습니다.

이 렌즈들은 아직은 대중적으로 활용되고 있지는 않습니다. 하지만 곧 해외에서 의미 있는 임상결과가 도출되고, 국내에서도 임상 경험이 활발하게 쌓인다면 노안으로 불편함을 겪는 중년 환자들에게 좋은 치료법이 될 수 있으리라 생각합니다.

안내렌즈삽입술 후 합병증이나 다른 안질환이 생기지 않는 경우, 안내렌즈삽입술의 효과는 반영구적이라고 할 수 있습니다. 노화로 백내장이 생기기 전까지는 시력이 유지됩니다.

나이가 들면서 백내장이 생기면 혼탁해진 수정체를 인공수정체로 바꾸는 백내장 수술로 시력을 유지할 수 있습니다. 이때 기존에 삽입한 안내렌즈를 함께 제거하고, 새롭게 삽입할 인공수정체의 도수를 본인의 수정체 도수와 안내렌즈 도수를 더해 계산함으로써 다시 안경을 써야 하는 불편함을 해결할 수 있습니다.

때때로 컴퓨터나 스마트폰을 너무 오래 사용하는 등 환경적인 이유나 고도근시의 특성으로 인해 근시가 다시 생기는 경우가 있는데, 이런 경우에는 라식이나 라섹, 스마일 등을 추가 시행해 시력을 교정할 수 있습니다. 떨어진 시력에 맞춰 안내렌즈를 교체하는 방법도 있지만, 수술 자체가 내피세포를 손상시킬 위험이 있으므로 가급적 삽입한 렌즈는 유지한 채 떨어진 시력만큼만 아주 소량의 레이저를 조사해 교정하는 방법을 선호합니다.

드물게 각막내피세포가 줄어들면서 시력이 떨어지는 경우가 있는데, 정기검사를 추적 관찰을 꾸준히 하다가 필요하다고 판단되면 렌즈를 제거하기도 합니다. 안내렌즈를 제거한 후에는 다시 안경으로 씀으로써 시력 불편함을 줄일 수 있습니다.

-부록-

6

안내렌즈삽입술을
잘 하려면

렌즈 선택의 기준은 크기

안내렌즈삽입술의 핵심은 환자의 눈에 꼭 맞는 도수와 렌즈의 크기를 선택하는 데 있습니다. 렌즈의 도수를 선택하는 것은 그리 어렵지 않습니다. 안경알의 도수를 파악하듯 수술 전 검사(타각적 굴절검사, 조절마비 굴절검사 등)를 통해 확인한 후 렌즈 제조사의 계산기에 입력하면 수술에 필요한 렌즈의 정확한 도수를 확인할 수 있습니다.

안내렌즈의 크기를 선택하는 것은 도수와는 달리 좀 복잡합니다. 전방렌즈인 알티산과 알티플렉스는 2가지, 현재 주로 사용하는 안내렌즈인 ICL은 도수별로 4가지 크기가 있습니다. 문제는 현재 안내렌즈삽입술의 기준이라 해도 과언이 아닌 ICL입니다. 렌즈의 장축이 환자의 섬모체고랑 양쪽 끝과 정확히 맞아야 하는데, 선택한 렌즈가 이보다 작으면 중력에 의해 눈 아래쪽으로 쏠리는 경향이 있습니다. 여러 번 언급했듯 후방렌즈 바로 뒤에는 수정체가 있어서, 렌즈와 수정체의 간격이 좁아지거나 직접 접촉하게 되면 백내장이 생길 수 있습니다. ICL 수술의 안정지표로 렌즈와 수정체의 거리를 참고하는 것은 바로 이 때문입니다. 반대로 렌즈가 너무 커서 전방각이 좁아지기라도 하면 방수의 흐름을 막아 녹내장 위험이 높아질 수 있습니다.

그런데 적확한 렌즈를 선택하는 것이 그리 쉬운 일은 아닙니다. ICL 렌즈 제조사에서 온라인 계산기ocos를 제공하기는 하는데, 그 정확도가 너무 떨어져서 참고만 할 뿐 여전히 많은 부분은 수술 집도의의 경험에 기대 판단해야 하기 때문입니다. 이는 다른 후방렌즈도 다르지 않습니다. 제조사의 계산기가 알려준 렌즈와 실제 수술에서 선택한 렌즈의 크기가 다른 경우가 많습니다.

표 6-1 | 2016년 수술 렌즈 사이즈와 제조사 권고 렌즈 사이즈 비교

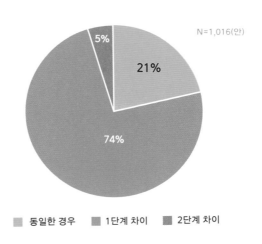

OCOS에서 권장한 사이즈와 실제 수술된 사이즈가 동일한 경우가 21%(노란색)에 불과합니다.

우리 병원에서 2016년 시술된 ICL 안내렌즈삽입술 1,016건을 조사한 결과, 제조사의 온라인계산기가 권장한 크기의 렌즈로 수술을 한 경우는 평균 21%에 불과했습니다. ICL은 12.1mm, 12.6mm, 13.2mm, 13.7mm로 구분되는데 렌즈 크기가 한 단계 차이나는 경우는 74%, 두 단계 차이나는 경우가 5%로 불일치 비율이 80%에 육박했습니다.

이처럼 오차가 큰 데에는 현재의 ICL 계산기가 서양인의 데이터를 기반으로 설계되었기 때문이기도 합니다. 인종에 따라 안구 계측치는 분명 차이가 나는데, 설계 당시 아시안의 데이터가 고려되지 않은 탓에 우리 환자들의 눈을 대상으로 사용할 때 80%라는 큰 오차를 보이는 것입니다.

제조사의 계산기 외에도 활용할 만한 계산기가 없는 것은 아닙니다. 영국의 단 레인스테인 Dan Reinstein 박사 등이 초음파 안구계측기 arcscan를 이용하는 방법을 온라인 사이트(https://iclsizing.com/)를 통해 무료로 배포해서 도움을 주고 있지만 이 역시 한계가 큽니다. 이 방법을 이용하려면 1억 원이 넘는 고가의 장비가 필수인데다, 이 장비의 특성상 물 안에서 환자가 눈을 뜬 채로 측정을 해야 하는 번거로움이 있습니다. 또한 유럽인을 기준으로 설계된 공식 때문인지, 우리 병원에서 사용해 본 결과 기대 이하였습니다.

이러한 이유로 ICL렌즈삽입술을 집도하는 의사는 여러 가지 수치와 공식으로 환자에게 가장 알맞을 렌즈 크기를 계산하곤 합니다.

가장 간단하면서도 예전부터 널리 쓰였던 방법은 각막 크기를 기준으로 ICL의 크기를 결정하는 것입니다. 각막 크기는 여러 가지 방법으로 잴 수 있는데, 눈동자의 흰동자와 흰동자 사이의 거리 WTW, White-to-White를 직접 측정하거나, 각막지형도검사 등을 이용하여 확인할 수 있습니다. 이렇게 얻은 각막 크기에 0.5mm를 더한 결과에 가까운 사이즈의 렌즈를 선택하는 것이 가장 간단하면서도 널리 보급된 방법입니다. ICL 제조사에서 제공하는 계산기에도 WTW를 기입하는 항목이 있는데, ICL이 개발될 당시의 각막지형도검사 수치를 기반으로 개발된 공식이라서 현재 대부분의 병원에서 사용하는 각막지형도 결과 값과는 오차가 꽤 있어 보입니다. 이것이 계산기의 정확도를 떨어뜨리는 원인이라고 보는 의견도 많습니다. 그러나 이 방법은 각막 크기가 렌즈가 자리잡을 눈 안쪽 섬모체고랑의 너비 STS, Sulcus-to-Sulcus 와 꼭 비례하지 않는다는 점에서 눈속 계측을 이용한 방법보다는 정확도가 낮다는 단점이 있습니다.

그 다음으로 의사들이 많이 선택하는 방법은 초음파장비 UBM을 이용해 섬모체고랑의 너비인 STS를 직접 측정하는 것입니다. 렌즈가 위치할 공간을 직접 잰다는 점에서 이론적으로는 각막 크기를 기반으로 한 계산법보다 정확하다는 평가가 있지만, UBM 장비의 계측 오류가 변수가 될 수 있습니다. UBM은 초음파를 이용해 눈에 보이지 않는 섬모체고랑의 형태를 확인하는 방법으로 영상의 해상도가 전안부 OCT 등과 비교하여 현저하게 떨어집니다. 그래서 같은 눈을 같은 검사자가 반복해서 측정하더라도 검사할 때마다 오차가 발생하는 단점이 존재합니다. 저도 ICL을 처음 시작하던 2009년에는 UBM으로 섬모체고랑 너비를 확인하는 것을 수술 전 검사의 필수사항으로 활용해왔으나 2019년부터는 수술 전 검사에서 이를 배제하고 있습니다. 하지만 여전히 UBM을 이용해 STS를 측정하는 것이 ICL 크기를 결정하기 위한 필수검사라고 주장하는 안과 의사들도 많습니다. 또한 미국과 유럽의 의사들은 다른 방법보다 UBM을 선호하는 것이 사실입니다.

ICL 크기를 계산하는 다른 방법은 전방각 너비ATA, Angle-to-Angle를 기반으로 한 방법입니다. 이는 ICL이 시력교정수술의 30% 이상을 차지하는 일본과 한국의 일부 안과의사들이 선호하는 방법으로, 저도 인공지능을 도입하기 전까지는 이 방법을 가장 선호했습니다. 전안부 안구단층촬영anterior OCT으로 측정한 해상도 높은 전방각의 너비를 렌즈 크기 계산에 활용하는 방법입니다. 제가 STS를 활용하는 방법에 비해 이 방법을 더 선호했던 것은 UBM 초음파보다 전안부 OCT의 검사 결과가 비교할 수 없을 만큼 차이가 나기 때문입니다. 초음파를 통한 해상도 낮은 UBM 영상에 비해 직접적인 영상 취득이 가능한 OCT의 기술적 우위가 검사자의 숙련도나 환자의 협조도와는 무관하게 늘 일정한 값의 결과를 얻을 수 있게 해 주었습니다. 그래서 보다 정확한 안구 내 계측이 가능했고, 이

그림 6-1 | **각막 크기를 재는 방법**

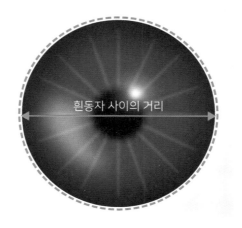

흰동자 사이의 거리

를 기반으로 렌즈 크기를 일관되게 계산할 수 있었습니다.

그 외에도 전방의 깊이 anterior chamber depth, 동공의 크기 pupil size, 수정체의 높이 두께 lens rise, 안축장 길이 axial length 등이 렌즈 크기 계산의 부가적인 요소로 고려되기도 합니다.

결과적으로 ICL 수술의 성공은 경험 많은 숙련된 집도의, UBM이나 전안부 OCT 같은 체계적인 장비 그리고 이를 운영하고 검사할 숙련된 전문 인력이 3박자를 맞춰 정확한 렌즈 크기를 선택하는 데 달려 있다고 할 수 있습니다. 그런데 모든 병원이 일정 수준의 장비와 경험 많은 의료진을 갖추고 있느냐고 물으면 선뜻 대답하기가 어려워집니다. 병원의 차이도 있고, 안과 전문의마다 전문 분야와 숙련 정도가 다르기 때문입니다. 그래서인지 저는 이따금 다른 안과 원장님들의 전화나 이메일을 받곤 합니다. 하나같이 환자의 조건을 설명한 후 이에 맞는 ICL 렌즈 크기가 고민된다고 호소하는 내용들이지요. 이는 우리 병원 원장님들도 예외는 아니어서 렌즈 크기가 고민될 때면 저를 찾아와 제조사에 대한 불만을 토로하기도 합니다. 심지어 제가 한국인 최초이자 유일한 구성원으로 활동하고 있는 세계시력교정협회 RSA, Refractive Surgery Alliance의 e-포럼에서도 환자의 데이터를 토대로 렌즈 크기에 관한 토의가 자주 이루어지고 상대적으로 수술 경험이 많은 저에게 의견을 구하는 분들이 많습니다. ICL 수술에서 렌즈 크기를 결정하는 것은 저만의 고민이 아닌 이 수술을 하고 있는 전 세계 모든 안과의사의 고민이라고 해도 과언이 아닙니다.

이미 ICL이 안내렌즈삽입술의 기준이 된 현실에서 적정한 렌즈의 크기를 선택하는 기준을 개인의 경험에 기대야 한다는 것은 참으로 안타까운 일입니다.

렌즈 크기 계산을
인공지능에게 맡긴다면

2002년 출시된 ICL은 발전을 여러 번 거듭한 장점이 많은 렌즈입니다. 그럼에도 불구하고 20년이 다 되어가도록 크기 계산이 부정확하다는 문제가 개선되지 않아 답답했습니다. 기회가 될 때마다 ICL 제조사에 계산기 업그레이드 계획은 없는지 묻곤 합니다. 2018년 미국 본사를 방문했을 때도 그랬고, 2021년 스타 서지컬의 웨비나 강의를 준비하는 과정에서도 본사 임원들과 그에 대한 이야기를 나누기도 했습니다. 결론부터 말하자면, 현재로서는 ICL 계산기 업그레이드는 의사들의 희망사항일 뿐 제조사의 고민은 아닌 것으로 파악했습니다. OCOS는 미국 FDA에 렌즈와는 별개의 의료기기로 등록되어 있는 제품으로, 이를 현재에 맞는 데이터로 고도화시키려면 천문학적인 연구 개발비를 들여 새롭게 데이터를 모으고 임상을 진행해서 세계에서 가장 보수적이라는 미국 FDA의 승인을 다시 받아야 합니다. 안내렌즈 시장을 독점적으로 이끌고 있는 현실에서 아쉬울 것도 없고, 현재의 계산기를 업그레이드한다는 것이 제조사 입장에서는 여러 현실적인 이해관계를 풀어야 하는 문제인 것입니다.

부정확한 제조사의 계산기, 여러 계측 장비와 방법에 대한 의사들의 이견, 집도의마다 다른 크기 계산법과 노하우 등으로 ICL 수술을 할 때마다 렌즈 크기 선택을 고민해야 한다는 것을 늘 아쉬워하던 중, 알파고의 등장은 제게 엄청난 충격으로 다가왔습니다. 셀 수 없이 많은 경우의 수를 학습해 세계 최고의 고수와 실제 대국을 할 만큼 고도화된 인공지능이라니. 알고 보니 인공지능은 이미 우리의 일상에 깊숙이 들어와 있었습니다. 인간이 하기 어려운 복잡한 계산은 물론 단순한 반복 작업도 인공지능을 통해 해결할 수 있다면, 제가 늘 고민하던 문제도 인공지능이 해결할 수 있지 않을까 하는 기대로 인공지능 연구를 시작했습니다.

우리 병원처럼 모든 계측 장비를 보유하고도 안내삽입렌즈 크기를 결정하기까지 고민에 고민을 더하는데, 초음파계측기 UBM이나 전안부 OCT를 갖추지 못한 병원의 의사들에게는 더 큰 고민이 아닐까요? 그래서 시도하기로 했습니다. 우리 비앤빛의 축적된 데이터와 노하우를 토대로 온라인으로 쉽게 접속해서 최적의 렌즈 크기를 추천 받을 수 있는 프로그램을 개발하기로요.

그러자니 몇 가지 걸리는 부분이 있었습니다. 우선 계측 장비의 문제가 있었습니다. 안구내 전방각 너비를 측정할 수 있는 전안부 OCT는 독일(자이스의 비잔테 OCT, 하이델베르그의 안테리온 등)과 일본(토메이의 카시아 2)에서 만든 것이 대표적입니다. 특히 카시아2에는 일본의 연구진이 너비 측정을 기반으로 개발한 2가지 통계 기반의 ICL 사이즈 도출 공식

NK formula, KS formula이 이미 탑재되어 이를 이용할 수 있습니다. 한국인과 해부학적으로 유사한 일본인의 계측을 토대로 개발된 공식이라면 우리 환경과 잘 맞으리라 기대되는 한편, 특정 전안부 OCT에서 도출된 수치만 이용한 공식을 활성화한다는 점이 아쉬웠습니다. 우리가 ICL 수술을 위해 기본적으로 시행하는 다양한 검사의 데이터를 사용하지 못한다는 것은 분명 한계일 수 있으니까요. 또한 이 장비를 갖추지 못한 병원이나 다른 장비를 갖춘 곳에서도 활용하기 어렵다는 단점도 있었고요.

우리가 개발하려는 인공지능의 목적은 분명했습니다. 장비를 추가로 구매하지 않아도, 즉 의사나 병원마다 가지고 있는 데이터가 다르더라도 인터넷만 허락되는 곳이라면 어디에서나 ICL 렌즈 크기를 추천할 수 있어야 했습니다. 그러자면 기존의 통계 기반의 공식과는 달라야 했습니다. 우리는 인공지능의 딥러닝 학습에 주목했습니다. 딥러닝은 여러 데이터에서 기계 스스로 패턴을 찾아내 학습하는 방식입니다. 인간이 분류한 데이터의 특징을 학습하는 머신러닝과 달리 편향된 지식이나 부정확한 판단을 학습할 염려도 없고, 고차원의 데이터를 스스로 분석해 학습하는 것이 가능합니다. 딥러닝 기반의 인공지능이라면 의사들의 기존 사고방식보다 더 포괄적으로 접근할 수 있으리라 기대하며, 우리 병원에서 수술 전 시행하는 여러 검사 값을 모두 추출해 인공지능을 학습시켰습니다.

★ 자동 굴절검사 ARK, autorefraction를 통한 근시, 난시, 난시축

★ 타각적 굴절검사 MR, manifested refraction을 통한 근시, 난시축

★ 전산화 각막지형도 Topograph로 측정한 각막두께, 전방 깊이, 동공 크기

★ 전안부 전산화단층촬영 Anterior OCT,카시아2를 통한 각막두께 CCT

★ 각막두께를 포함한 전방 깊이 ACD depth / 각막두께를 제외한 전방 깊이
  ACD depth

★ 전방각 너비 ATA

★ 수정체 높이 CLR

★ 초음파계측장비 UBM을 통한 섬모체고랑 너비 STS

★ 레이저 안구계측장비 AL-scan을 통한 안축장 길이 AL length

★ 각막두께 CCT

★ 전방 깊이 ACD depth

★ 각막 크기 WTW

★ 동공 크기 pupil size

그림 6-2 | 인공지능이 학습한 이미지 및 과정 [31]

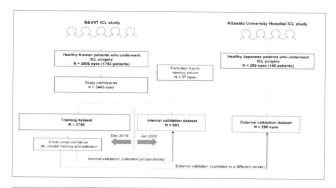

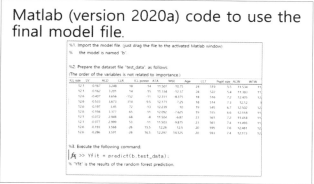

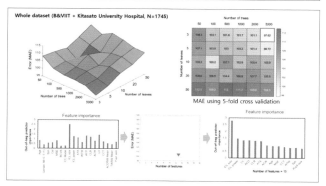

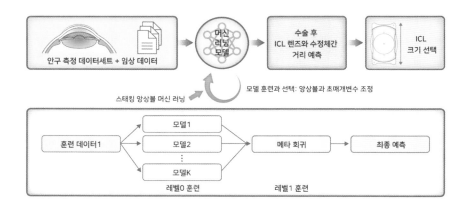

안구 측정 데이터세트 + 임상 데이터 → 머신 러닝 모델 → 수술 후 ICL 렌즈와 수정체간 거리 예측 → ICL 크기 선택

스태킹 앙상블 머신 러닝

모델 훈련과 선택: 앙상블과 초매개변수 조정

훈련 데이터1 → 모델1 / 모델2 / ... / 모델K → 메타 회귀 → 최종 예측

레벨0 훈련   레벨1 훈련

　　위 항목의 데이터를 모은 후 이를 실제 수술 시 사용한 ICL 크기와 매칭시켰습니다. 그리고 수술 후 전안부 OCT를 이용해 측정한 ICL과 수정체의 거리가 정상 범위인 250~750um에 위치하는지를 확인했습니다. 만약 250um보다 낮거나, 750um보다 높은 경우라면 선택된 렌즈가 작거나 크다고 판단을 하여 렌즈 크기를 보정한 뒤 보정 값을 다시 입력했습니다. 이렇게 완성된 데이터의 신뢰성과 안정성을 보장하기 위해 체인 데이터chain data로 만든 후 전체 3,449안 가운데 2,756안을 학습용 데이터로 구분해 인공지능의 학습을 진행했습니다. 나머지 693안은 내부 검증 데이터셋으로 나누어 '인공지능 기반 ICL 사이징 프로그램'의 검증을 위한 자료로 사용했습니다.

국경을 넘어선
인공지능 프로젝트

학습을 위한 데이터를 취합하기 위해 임상 연구팀을 꾸리고 공용 의학 연구윤리심의위원회 IRB, Institutional Review Board 에 공용 연구 승인을 신청할 즈음 일본 키타사토 대학교의 카미야Kamiya 교수의 연락을 받았습니다. 카미야 교수는 중앙홀 ICL의 개발자이자 키타사토 대학의 안과 교수인 시미즈 박사의 뒤를 이어 그 대학의 안과학 교실을 이끌며 ICL 관련 일본 내 오피니언 리더로 학문적 업적이 뛰어난 분입니다. 그런 분께서 우리의 인공지능 기반 ICL 사이징 프로그램 개발 소식을 들었다며 공동 연구 의사를 타진해온 것입니다. 학문적으로 잘 알고 있는 석학이 우리 연구에 공감하며 관심을 보이는데 이보다 반가운 일이 있을까요. 우리는 2019년 1월, 카미야 박사를 초청했습니다. 그리고 비앤빛 강남밝은세상 안과와 제가 설립한 안과 인공지능 스타트업인 비쥬웍스의 프로젝트에 대한 의견을 나누고 서로의 관심사를 공유했습니다.

이렇게 시작된 인연으로 2019년 봄, 일본의 키타사토 대학교 안과학 교실과 비앤빛 강남밝은세상안과의 한-일 공동프로젝트가 시작되었습니다. 목표는 두 기관에서 공동으로 사용 중인 전안부 OCT ASOCT(카시아2)를 기반으로 하는 인공지능 ICL 사이징 포뮬라를 설계하고 론칭하는 것이었습니다. 카시아2를 가지고 있는 의사라면 우리들의 프로그램을 통해 ICL 사이징을 쉽게 할 수 있도록 돕자는 의도였고, 독립적인 프로그램이 아니라 장비 제조사의 관심에 따라 카시아2에 탑재되었으면 하는 바람도 있었습니다.

우리 병원에서 ICL 수술을 한 1,455안의 데이터와 키타사토 대학의 데이터 250안을 활용하여 카시아2로 계측된 정보 외에 ICL렌즈삽입술에 필요한 기본 데이터를 모았습니다. 그리고 수술 1개월 후 카시아2로 측정한 렌즈와 수정체 간 거리에 대한 자료를 모아 기타사토 대학의 독립된 프로그램을 이용한 4가지 모델의 인공지능을 사용한 결과 가장 우수한 알고리즘을 가려낼 수 있었습니다.

2021년 2월, 우리 병원과 키타사토 대학교 안과학 교실은 인공지능 연구와 그 결과를 담은 논문을 미국안과학회지 〈American Journal of Ophthalmology〉에 게재할 수 있었습니다. 이는 ICL렌즈 크기 선택과 인공지능이 융합된 세계 최초의 논문이자 우리 병원과 비쥬웍스가 주도적으로 만든 인공지능 기반의 ICL 사이징 프로그램의 서막을 알리는 기회가 되었습니다. 이를 시작으로 지금은 전안부 OCT인 카시아2의 제조사에서 이 프로그램을 상용화해 검사 장비에 탑재하는 협의까지 진행하고 있습니다. K-시력교정을 넘어 K-의료 인공지능의 우수성을 세계에 알리는 선구자적 역할을 할 수 있음에 감사드립니다. 특히 논문화 과정에서 가장 헌신적인 역할을 한 안과 전문의 유태근 선생님과 함께 연구한 카미야 교수께 한번 더 감사의 인사를 드립니다.

04

최적의 렌즈 사이징
알고리즘을 찾아서

　일본과 공동 프로젝트를 진행하는 한편 우리는 또 다른 인공지능 프로그램 연구를 시작했습니다. 일본과의 공동 연구가 전안부 OCT인 카시아2의 자료를 기반으로 한 연구라면, 이 장비가 없는 병원이나 의사도 활용할 수 있는 프로그램이 있으면 좋겠다고 생각했습니다. 그래서 카시아2 외의 다양한 종류의 검사 자료를 기반으로 ICL 사이징을 할 수 있지 않을까 생각했던 것이죠. 카시아2나 UBM 같은 고가의 장비가 허락되지 않는 환경에서도 사용할 수 있는 온라인 계산기를 만드는 것. 각막 크기WTW와 전방 깊이ACD 수치만으로도 정확한 ICL 사이징을 할 수 있다면 더 많은 의사와 환자가 우리 병원 수준의 수술 결과를 얻을 수 있으면 좋겠다는 처음의 마음으로 돌아온 것입니다.

　우리 병원에서 2021년 12월 31일까지 ICL 수술을 한 2,378명의 4,731안의 데이터를 사용하고, 키타사토 대학의 290안을 따로 분류해 개발 후

그림 6-3 | 오차범위 비교 이미지

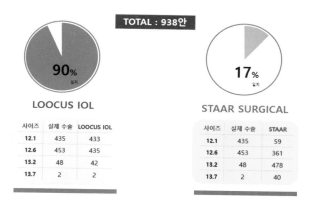

실제 수술 vs. 권고 사이즈 일치 정확도

TOTAL : 938안

90% 일치

LOOCUS IOL

사이즈	실제 수술	LOOCUS IOL
12.1	435	433
12.6	453	435
13.2	48	42
13.7	2	2

17% 일치

STAAR SURGICAL

사이즈	실제 수술	STAAR
12.1	435	59
12.6	453	361
13.2	48	478
13.7	2	40

렌즈 사이즈별 정확도 분석

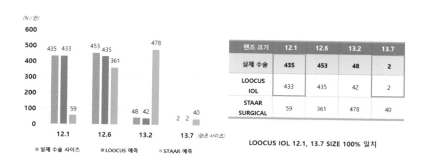

(N / 안)

렌즈 크기	12.1	12.6	13.2	13.7
실제 수술	435	453	48	2
LOOCUS IOL	433	435	42	2
STAAR SURGICAL	59	361	478	40

■ 실제 수술 사이즈　■ LOOCUS 예측　■ STAAR 예측

LOOCUS IOL 12.1, 13.7 SIZE 100% 일치

기존의 통계 공식, 일본과 공동연구한 인공지능, 비앤빛과 비쥬웍스가 독자 개발한 인공지능을 비교한 결과 독자 개발한 인공지능이 오차범위가 가장 적은 것으로 나타났습니다.

외부 검증단계에서 활용했습니다. 개발 과정은 앞선 일본과의 공동연구와 비슷한 형태로 여러 가지 인공지능 개발 모델을 이용해 정확도가 높은 알고리즘을 찾는 방식으로 진행하되, 인공지능의 정확도를 올리기 위해 기존 연구에서 쓰지 않았던 알고리즘을 이용한 통합 모델을 추가했습니다.

학습 결과, 가장 우수한 성능을 보인 알고리즘의 예측이 실제 ICL 수술 후 렌즈와 초음파 간 거리와 75.9% 일치한다는 것을 발견할 수 있었습니다. 이는 기존에 활용되던 통계 기반의 공식NK formula과 통계학적 의미가 있는 차이이며, ICL 제조사에서 권장하는 공식과도 비교 우위에 있는 결과입니다.

이 연구 결과를 우리 병원의 실제 ICL 데이터에 대입한 결과는 흥미로웠습니다. 기존의 통계 기반 공식, 카시아2 데이터를 활용한 일본과의 공동 연구 그리고 우리의 단독 연구 결과 모두 해당 환자에게 12.6mm 크기의 렌즈를 추천했는데 렌즈와 수정체 간 거리 예측은 각각 338um, 573um, 632um로 달랐습니다. 실제 병원의 데이터는 705um였습니다. 수술 전 예측치와 비교하면 우리의 새로운 인공지능이 가장 적은 오차를 보임으로써 기존 공식이나 다른 형태의 인공지능 모델보다 우수하다는 것을 확인할 수 있었습니다.

이 연구 결과를 담은 비앤빛 강남밝은세상안과와 비쥬웍스의 단독 인공지능 프로그램에 관한 논문[32]은 2021년 5월, 〈Translational Vision Science & Technology tvst〉에 게재되어 주목받고 있습니다.

이와 함께 온라인 계산기 Loocus-IOL (http://loocus-iolcalc.ai/)도 론칭해 우리 병원과 몇몇 의료기관에서 개념 증명POC, Proof of Concept을 위한 검

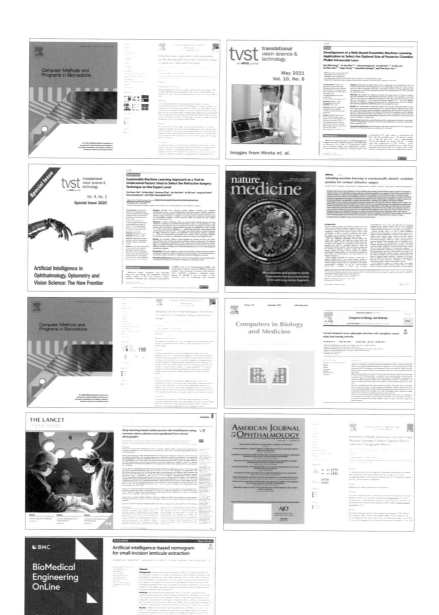

증 과정을 거치고 있습니다.

우리 병원은 2020년부터 Loocus-IOL를 사용하고 있는데, 이 시스템을 이용했던 ICL 삽입술 938안을 분석한 결과, 실제 수술과의 렌즈 크기 일치율은 90%로 확인되었습니다. 이제 반해 ICL 제조사에서 제공하는 온라인 계산기의 일치율은 17%에 불과한 것으로 나타났습니다.

일치하지 않았던 10% 가운데 2%는 의사의 선택보다 Loocus-IOL의 선택이 더 정확했다는 것도 확인할 수 있었습니다. 이처럼 현재 이 계산기는 사이즈 선택 정확도 92%로 추정되는 우수한 임상적 결과를 보여주고 있습니다.

이 프로그램은 비쥬웍스에서 개발한 Loocus 인공지능 플랫폼에서 운영 중이며, 보다 정확하고 과학적인 결과 도출, 이에 따른 신뢰도를 얻기 위해 의료기기 인증을 위한 절차를 밟고 있습니다. 녹록한 과정은 아닙니다. 공용 IRB 취득 후 실제 임상연구 인증기관과의 협업으로 제품의

그림 6-5 | 우리 병원과 비쥬웍스가 독자 개발한 온라인 계산기의 초기 화면(좌)과 결과 화면(우)

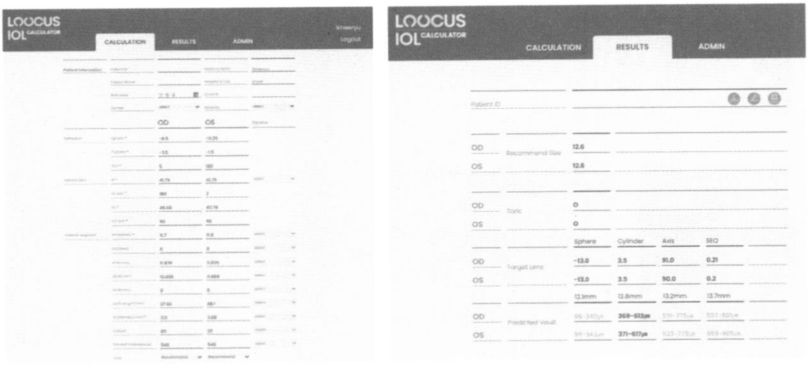

신뢰도와 정확도를 검증해야 하는 만큼 비용과 시간 투자가 상당해야 할 것으로 예상됩니다. 하지만 우리 병원에서 쌓아온 대체 불가한 데이터를 기반으로 학습한 인공지능이 수술 집도의에게는 정확한 선택을 돕고 환자에게는 더 나은 수술 결과를 제공하고 드물지만 발생할 수 있는 합병증과 부작용 위험도를 최소화하는데 도움이 되리라 믿으며 꾸준한 연구와 투자를 하며 최선을 다하고 있습니다.

특히 ICL의 수술의 정확도를 향상시키고 드물지만 발생할 수 있는 합병증의 위험도를 최소화하는데 우리의 프로그램이 충분한 역할을 하리라 믿으며 최선을 다하고 있습니다.

비쥬웍스Inc.와 Loocus 의료 인공지능 플랫폼 소개

2019년 비앤빛 강남밝은세상안과 공동 대표원장 3명(김진국, 류익희, 이인식)은 'AI for Eye, AI for Hospital'이라는 슬로건 아래 안과 빅데이터 스타트업 비앤빛ODX를 설립했습니다. 처음에는 인공지능을 자체 개발하는 것보다는 우리 병원의 방대한 데이터를 임상연구나 의료 인공지능 개발을 위한 형식으로 전환하는 데이터 가공회사로 시작했습니다. 그래서 의료 인공지능 개발업체나 글로벌 제조사와의 기술개발 협업 모델을 주로 다루었으나, 프로젝트를 수주받아서 진행하면 할수록 안과라는 의료 분야의 깊이와 독창성 그리고 이를 개발이라는 공학적 모델과 연결하는 일에 안과의사가 직접적으로 개입하지 않으면 힘들 수밖에 없다는 것을 알게 되었습니다. 그래서 회사명을 비쥬웍스 visuworks Inc.로 바꾸고 본격적인 의료 인공지능 개발 회사로 변신했습니다. 현재 비쥬웍스는 안과 인공지능 플랫폼 loocus을 론칭하고 4가지의 프로그램을 운영하고 있습니다.

❶ Loocus-Vision: 시력교정 수술법 및 수술 후 예측 시력 도출
시력교정수술을 하고자 병원을 방문하는 환자들이 검사 결과를 활용해 현재의 눈 상태, 수술 가능 여부 및 최적화 매칭으로 도출된 수술 방법, 수술 후 시력 예측 결과 등을 자동으로 알려 주는 시스템

❷ Loocus-IOL: ICL렌즈 사이징
환자의 검사 결과를 기반으로 ICL 안내렌즈삽입술을 위해 선택되는 렌즈의 도수와 사이즈, 수술 결과를 의사에게 예측해 주는 시스템

❸ Loocus-MyOPIA: 어린이·청소년의 근시 진행 조절
앱 기반의 프로그램으로 성장기의 영유아·청소년의 현재 근시 정도를 100%를 기준으로 어느 수준인지 알려 주고, 성인이 되었을 때의 근시 정도를 예측하여 성장기에 근시 진행 속도를 조절하고 집중력 강화 등 학습 태도 교정을 도울 수 있는 시스템

▶▶

❹ Loocus-Fundus: 눈으로 전신질환 진단 및 예측
안저촬영 결과(안저사진)로 백내장, 녹내장, 황반변성을 진단 및 예측하고 골다공증, 당뇨, 혈압, 심혈관계질환, 만성간질환, 만성신장질환 등을 전신질환을 진단하고 예측하는 시스템

이상의 프로그램과 함께 비쥬웍스는 앞으로 인공지능 플랫폼을 넘어 인공지능 안저촬영기 등의 의료기기 개발 및 생산, 인공지능 플랫폼을 이용한 병원 관리 및 운영 등의 서비스를 제공하는 의료 종합 플랫폼으로 성장하기 위해 인력과 자원 투자를 계속 하고 있습니다.

이미 비쥬웍스는 자이스 메디텍 zeiss meditec, 알콘 alcon, 토메이 tomey 등 글로벌 의료기기 생산 전문 업체와 협업 및 공동 임상연구를 통해 연구 인력의 실력을 검증받고 있습니다. 앞으로도 국내외 여러 기업과의 협업으로 인공지능이 안과뿐 아니라 모든 병원의 운영에서부터 질병 진단, 질병위험도 예측까지를 담당할 수 있는 날이 오기를 희망합니다.

참고문헌

31 Kang EM, Ryu IH, Lee GY et al. Development of a Web-Based Ensemble Machine Learning Application to Select the Optimal Size of Posterior Chamber Phakic Intraocular Lens. Trans. Vis. Sci. Tech. 2021;10(6):5. doi: https://doi.org/10.1167/tvst.10.6.5.

32 Kang EM, Ryu IH, Lee GY et al. Development of a Web-Based Ensemble Machine Learning Application to Select the Optimal Size of Posterior Chamber Phakic Intraocular Lens. Transl Vis Sci Technol. 2021;10(6):5.

에필로그

가장 이상적인 렌즈를 꿈꾸며

13년 전(2009년) 처음으로 안내렌즈삽입술을 시작한 후 5,000 사례 이상 집도해 오면서 늘 아쉬웠던 것은 한국인의 눈에 꼭 맞는 렌즈가 없다는 점입니다. 코로나19를 계기로 K-방역과 K-의료의 우수성이 전 세계에 알려지고 있습니다. 그리고 그 정도는 우리가 체감하는 것 이상임을 해외의 네트워크를 통해 경험하고 있습니다. 그럼에도 불구하고 고도근시가 증가하는데다 안내렌즈삽입술이 시력교정수술의 10% 이상을 담당하는 현실에서 가장 중요한 재료인 렌즈를 100% 해외에서 제작된 것을 사용한다는 것이 한없이 아쉬울 때가 많습니다.

ICL 사이징 인공지능을 개발하며 이런 아쉬움은 더욱 커져 갔습니다. 한국인의 눈이 백인이나 흑인의 눈과 다르다는 것은 명명백백한 사실입니다. 인종에 따른 안구의 특성 차이, 그로 인한 검사 결과를 바탕으로 렌즈 크기를 결정하는 일을 제조사의 솔루션에만 의존할 수 없어 별도의 프로그램을 개발해야 했습니다. 인종 차이가 렌즈 크기 선택에 미치는 영향이 크다는 것을 감안할 때, 렌즈 자체도 우리 눈에 맞춘다면 더 나은 시력교정 결과를 낼 수 있지 않을까요? 한국인의 눈을 가장 잘 이해하는 한국 의료진이 한국인의 눈을 표본으로 이용해 렌즈를 설계하고, 세계 어디에서도 뒤지지 않는 우리나라의 제조 역량으로 우리를 위한 안내렌즈를 만들 수는 없을까요?

언젠가 그런 날이 오기를 꿈꿉니다. 만일 저에게 저의 환자를 위한 렌즈를 디자인하고 만들 수 있는 기회가 생긴다면 어떻게 해야 할까 하는 질문을 스스로에게 던지며 제가 생각하는 이상적인 안내렌즈에 대한 생각을 정리해 보았습니다.

★ 위치: (현재) 전방형과 후방형: (이상) 후방형

렌즈의 중앙홀이 방수의 흐름을 수술 전과 다르지 않게 유지해 준다는 것이 큰 장점이며, 나이들수록 전방 깊이가 좁아지는 생리적 변화를 고려해도 렌즈는 가급적 홍채 뒤 후방에 자리잡는 것이 바람직합니다.

★ 재질: (현재) 아크릴과 콜라머: (이상) 굴절률은 낮고 함수율은 높은 아크릴

ICL의 재질인 콜라머는 연하고 부드러우면서 표면이 끈적거리는 것이 특징입니다. 특유의 이 끈적임은 난시용렌즈의 안정성에 도움을 주는 반면 홍채색소가 침착되면 쉽게 떨어져 나가지 않는 단점도 있습니다.

아크릴은 이미 수십 년 이상 백내장 수술에 사용되는 인공 수정체의 재료로 안전하게 사용되어 왔으며, 또 다른 후방렌즈인 IPCL, 옵티플렉스 글레이즈의 재료이기도 합니다. 아크릴은 표면이 부드럽게 접히는 성질이 있어 조작이 쉽고, 표면이 매끄러워 홍채색소나 이물질의 침착을 최소화할 수 있다는 점에서 좋은 재료라고 생각합니다. 다만, 재질을 선택할 때는 굴절률과 함수율 등을 고

려해야 하는데 콜라머가 아크릴에 비해 굴절률은 낮고 함수율이 높다는 장점이 있습니다. 또한 같은 아크릴도 굴절률과 함수율에서 차이가 발생할 수 있습니다. 그러므로 되도록 낮은 굴절률과 높은 함수율 성향을 가진 아크릴을 렌즈의 재료로 사용한다면 좋을 것입니다.

★ 광학부 크기와 비구면 여부:
비구면의 이론적 장점보다는 광학부가 클수록 유리

광학부 크기가 야간 빛번짐의 유일한 원인인 것은 아니지만, 물리적으로 암순응 상태의 동공 크기를 포함하는 큰 사이즈의 광학부는 모든 안과 의사가 가장 이상적으로 생각하는 렌즈 크기일 것입니다.

비구면 디자인은 보다 더 선명한 시력을 얻는데 도움이 된다는 이론적인 장점에도 불구하고 실제 눈 안에 삽입된 후에는 시력 측면에서 큰 차이가 없습니다. 한편 현재 비구면이 적용된 후방렌즈인 옵티플렉스 글레이즈와 IPCL은 광학부 크기가 ICL에 비해 상대적으로 작은 편입니다. 비구면 디자인으로 인해 광학부가 작아지는 것이라면 구면 렌즈를 선택하는 것이 현실적일것입니다. 광학부가 클수록 빛번짐 가능성을 낮출 수 있으므로, 현재 ICL의 광학부보다 조금이라도 더 큰 광학부로 디자인하는 것이 바람직하다고 여깁니다.

★ 렌즈 사이즈: 한국인을 위한 4단계

ICL은 12.1mm부터 12.6mm, 13.2mm, 13.7mm까지 4단계의 렌즈 사이즈를 제공하는데 이는 서양인에게 최적화된 크기라고 생각합니다. 실제 13.7mm를 사용하는 경우는 1년에 1번 있을까 말까 할 정도로 드뭅니다. 오히려 12.1mm보다 작은 크기의 렌즈를 쓰고 싶은 환자가 더 많은 것이 현실입니다.

인도에서 개발한 IPCL은 11mm부터 0.25mm 단위로 렌즈 크기를 촘촘하게 구별하고 있으나, 오히려 단계별 변별력이 떨어지고 의사의 결정을 방해한다고 느껴집니다. 그래서 저는 서양인에 비해 안구 크기가 전반적으로 작은 한국인에게 최적화시키되 일정한 간격이 있는 편이 의사의 판단을 수월하게 한다는 점을 감안해 11.75mm, 12mm, 12.5mm, 13mm의 4단계를 선택하겠습니다.

렌즈의 위치와 재질, 광학부 크기와 렌즈 전체의 크기 외에도 고려해야 할 사항은 많을 것입니다. 생각을 실제 제품으로 구현하는 것은 더 어려운 과정을 거쳐야 하리라 짐작도 합니다. 그렇지만 그 언젠가, 우리 손으로 디자인한 한국인에 최적화된 국산 안내렌즈가 세상에 나오고 우리뿐 아니라 전 세계의 근시 환자들에게 도움을 주는 날이 오기를 꿈꿔 봅니다. 그리고 또 언젠가, 제가 설계한 안내렌즈가 사랑스러운 우리 삼남매의 눈을 안경으로부터 해방시켜 준다면 의사로서도, 아버지로서도, 한 인간으로서도 그보다 더 큰 보람을 없겠지요. 그래서 저는 가장 이상적인 안내렌즈를 손수 만드는 그날을 꿈꾸기를 멈추지 않을 것입니다.

마치는 글

　한 권의 책이 나오기까지 이렇게 힘든 과정이 있다는 걸 누군가 미리 알려 주었다면 애당초 시작도 하지 않았을 작업을 겁도 없이 시작했던 2021년 연초가 떠오릅니다. 새벽에 기상하여 온라인으로 새벽예배를 드린 뒤 식구들이 깨어나기 전까지 매일매일 순서에 맞춰 책을 쓰는 과정은 돌이켜보면 참 소중한 시간이었습니다. 책을 써야 한다는 강박에 무늬만 기독교 신자였던 제가 매일같이 새벽예배를 드리며 말씀을 읽을 수 있었던 시간이었으니까요.

　2006년 안과 전문의가 되고, 현재 공동으로 운영하는 의료기관의 대표가 되기까지 수많은 환자들을 보고, 지식을 넓히며, 때로는 스스로를 자책해 왔습니다. 환자로부터 감사하다는 말을 들을 때면 자부심을 느끼다가도, 수술 결과가 좋지 못한 환자를 마주하게 될 때면 어김없이 마음 한편엔 작은 소용돌이가 일었습니다. 어쩌면 매순간 교차된 희비를 마주

하는 것이 의사라는 존재의 숙명일지도 모르겠습니다.

저는 꽤 오랜 시간 동안 진료실이라는 한정된 공간과 시간에서 벗어나, 환자들에게 보다 상세한 정보를 알려 줄 수 있는 방법이 무엇일까 고민했고, 평소 제 생각을 책으로 엮어 보면 좋겠다는 막연한 계획이 본 서적의 집필로 이어졌습니다. 그렇게 일 년여 동안 고치고 가다듬어진 글은 마침내 〈렌즈삽입술로 시력 리셋〉이라는 한 권의 책으로 세상에 나오게 되었습니다.

살갑지 못하고 바쁜 탓에 늘 미안한 마음부터 앞서는 사랑하는 나의 아내 그리고 재인, 재우, 재율 삼 남매에게 사랑과 감사의 말을 전합니다. 든든한 지원군이신 부모님과 장모님께도 감사드립니다. 비앤빛 강남밝은세상안과를 함께 이끌어가고 계신 큰 형님과도 같은 김진국 원장님과 이인식 원장님께도 평소 하지 못했던 감사의 말씀을 전합니다. 부족한 수장을 믿고 따라주는 비앤빛, 메디비젼, 비쥬웍스 직원들 모두에게도 항상 감사드립니다.

마지막으로 작년 이맘때 돌아가신 장인어른, 살아계셨더라면 누구보다 기뻐하셨을 고 조철구 박사께 이 책을 바칩니다.

2022년 봄
류익희

216